Kunsttherapie für Jugendliche

Klaus W. Vopel

Kunsttherapie für Jugendliche

Expressives Malen und Gestalten

90 praktische Übungen

iskopress

Klaus W. Vopel: Kunsttherapie für Jugendliche
ISBN 978-3-89403-398-9
3. Auflage 2021

Internet: www.iskopress.de

Covergestaltung: Mathias Hütter, Schwäbisch Gmünd

Bibliografische Information der Deutschen Bibliothek
Die Deutsche Bibliothek verzeichnet diese Publikation
in der Deutschen Nationalbibliografie;
detaillierte bibliografische Daten sind im Internet
über http://dnb.ddb.de abrufbar.

Inhalt

Einleitung

Pädagogen und Therapeuten, die mit Jugendlichen arbeiten, suchen ständig nach Wegen, wie sie dieser dynamischen Altersgruppe noch besser helfen können, produktive und hoffnungsvolle Erwachsene zu werden. Die Kunsttherapieübungen dieses Buches geben ihnen neue Interventionsmöglichkeiten an die Hand.

Am Ende einer kunsttherapeutischen Übung steht oft nicht nur eine neue Einsicht, sondern auch der Stolz und das Staunen über das eigene Produkt. Auf diesen Stolz kommt es an. Er hilft den Jugendlichen, eine optimistische Haltung zu entwickeln und den Glauben an ihr schöpferisches Potenzial zu stärken.

Das Buch präsentiert 90 Übungen, die in vielen Zusammenhängen mit verschiedenen Altersgruppen getestet wurden. Außerdem finden Sie Hinweise für Ihre Arbeit.

Die Übungen sind für die Arbeit mit Gruppen bestimmt, doch können viele davon auch in der Einzelarbeit eingesetzt werden.

Kunsttherapie

Ein wichtiges Entwicklungsziel – nicht nur für Jugendliche – ist es, verbale und nonverbale Intelligenz zu integrieren sowie rationales und intuitives Wissen. Die Kunsttherapie erleichtert diese Integration, weil sie über die kognitiven und oft beurteilenden Prozesse hinausgeht und den Weg frei macht in die Welt des Erlebens, der Phantasie und der Inspiration. Denn so paradox es scheint: Wenn wir weniger nachdenken, kann uns das manchmal helfen, mehr zu verstehen. Dieser Sachverhalt ist besonders für Jugendliche von großer Bedeutung. Sie möchten sich selbst, ihre Familie, ihre Freunde, die Welt und ihre Strukturen und Spielregeln besser verstehen.

Verbalen Analysen mangelt es oft an inspirierender Kraft. Bilder dagegen behalten lange ihre Bedeutung, sie führen zu einem inneren Erlebnis und erleichtern es uns, spontan und vorurteilsfrei zu denken und zu handeln. Indem wir unsere inneren Bilder auf dem Papier sichtbar machen, können wir auf diese Weise wertvolle Einsichten, Anregungen und Entschlüsse gewinnen.

Spontane Bilder enthalten eine Fülle an wertvollem Material: Hoffnungen und Ängste, verschiedene Aspekte unserer Persönlichkeit, Erfahrungen und Wünsche, die wir zum Teil unterdrückt haben. Bilder können die geheimnisvolle und suggestive Kraft von Träumen haben. Wir bringen sie ans Licht, geben ihnen Farben und Formen und wissen zunächst kaum, was diese Bilder uns sagen wollen. Darum ist unsere spontane Reaktion oft das Staunen und der Respekt vor unseren eigenen künstlerischen Produktionen. Sie haben die Aura des Unbekannten, auf das wir neugierig und erwartungsvoll reagieren.

Während unsere Worte immer in der Gefahr sind, wie ein Windhauch zu verwehen und vergessen zu werden, bleibt das gemalte Bild präsent, sichtbar und stabil. Es klärt uns auf und inspiriert uns, wenn wir bereit sind, uns zu öffnen. Ohne es zu beabsichtigen, zeigen wir in unseren künstlerischen Bildern etwas Wichtiges und Wertvolles von uns selbst und in den glücklichen Augenblicken der Einsicht genießen wir unser Aha-Erlebnis und verstehen uns und die Welt auf eine neue Weise.

Oft erscheint es weniger risikoreich, Bilder zu produzieren, als über uns zu sprechen. Wenn wir uns in Bildern ausdrücken, haben wir immer die Möglichkeit, die Botschaft zu dosieren und zu interpretieren. Mit dem Bild fühlen wir uns sicherer, weil es uns erlaubt, nur das zu sehen, was wir sehen wollen bzw. was unserem Entwicklungsstand entspricht. Manchmal vollzieht sich der Prozess des Verstehens relativ schnell und überraschend, innerhalb von Sekunden kann die Botschaft eines Bildes erfasst werden.

Bilder sind besonders für jene Jugendlichen geeignet, deren verbale Ausdrucksmöglichkeiten noch unterentwickelt sind. Doch auch verbal gewandte Jugendliche profitieren davon. Das spontane Bild ist in der Regel ehrlich, wir können ihm vertrauen.

Als Gruppenleiter können wir mit kunsttherapeutischen Techniken ganz unterschiedlichen Teilnehmern gleichzeitig einen Anreiz zur Arbeit bieten. Deshalb eignet sich dieser Ansatz auch sehr gut für die Gruppenarbeit. Erst bei der Auswertung spielt das individuelle Tempo des einzelnen Jugendlichen eine Rolle und der Entwicklungsstand jedes Einzelnen ist zu berücksichtigen. Oft sieht ein Jugendlicher nicht alles, was sein Bild zeigt und Sie sollten nicht versuchen, den Prozess des Verstehens zu beschleunigen oder abzukürzen. Vielleicht wird der Betreffende später zu einer Einsicht bereit sein.

Kunsttherapie erleichtert dem Gruppenleiter das schwierige Timing. Jeder Jugendliche gewinnt aus seinen Bildern all das, was er im Augenblick aufnehmen und integrieren kann. Das individuelle Tempo wird von jedem selbst bestimmt.

Kreativität und Widerstandskraft

Wir leben durch unsere Hände. Geschickte Hände sind das Fundament unserer Selbstachtung. Mit unseren Händen sorgen wir für uns selbst und für andere, drücken wir Gedanken und Gefühle aus, nehmen wir Kontakt auf, reparieren wir, konstruieren wir und sind schöpferisch. Ohne Hände wäre der Kontakt zu unserer Umgebung und zur Welt schwierig.

Der Gebrauch unserer Hände hat Auswirkungen auf unser Lebensgefühl. Wenn wir unsere Hände bewusst und geschickt einsetzen können, dann verbessert sich unsere Stimmung, dann sind wir in der Lage «Flow» zu erleben, und wir fühlen uns zufrieden und glücklich. Der Gebrauch unserer Hände schützt uns gegen Einsamkeit, Angst und Depression.

Für die meisten Menschen sind ihre Hände die Basis für Selbstständigkeit und Autonomie. Nichts ist uns vertrauter als der Anblick unserer Hände, die wir ständig vor Augen haben. Ttrotzdem vergessen wir unsere Hände leicht, ihre Eleganz, ihre Geschicklichkeit, ihr Potenzial. Das alles wird uns erst bewusst, wenn eine Hand verletzt oder aus einem anderen Grunde in ihrer Funktion gestört ist.

Die Kunsttherapie hilft uns auf ganz natürliche Weise, den Kontakt zu den eigenen Händen wieder herzustellen und eine achtsame, liebevolle Beziehung zu ihnen aufzubauen. Die Teilnehmer erleben, wie wichtig ihre Hände sind für Erlebnisse von Erfolg, Selbstachtung und Zufriedenheit, und dass ihre Hände eine Verbindung schaffen zu Kreativität, Selbstbewusstsein, Einfühlungsvermögen und Glück.

Die ersten Künstler waren Handwerker und auch heute besteht ein enger Zusammenhang zwischen Handwerk und Kunst. Künstler, Kunsthandwerker wie Handwerker finden tiefes Vergnügen im Zusammenspiel von Geist und Hand.

Die technologische Entwicklung hat dazu geführt, dass die meisten Menschen ihre Hände weniger benutzen. Wir sparen auf diese Weise Zeit und Mühe, aber wir verlieren auch eine wichtige Quelle der Lebensfreude. Die Erfindung und der Gebrauch von Werkzeugen steht am Anfang unserer Geschichte. Beides sorgte dafür, dass unser Gehirn größer und leistungsfähiger wurde. Die Handarbeit hat heute an

Bedeutung verloren, aus psychologischen Gründen ist sie jedoch nach wie vor wichtig. Maler, Bildhauer, Schauspieler, Modedesigner, Köche oder Sportler, Artisten, Chirurgen und Musiker arbeiten mit ihrem Körper und wir bewundern sie dafür.

Wer seine Hände regelmäßig auf differenzierte Weise einsetzt, stimuliert damit große Teile seines Gehirns. Deshalb sollte jede Theorie der Intelligenz die Rückkopplung zwischen Hand und Gehirn berücksichtigen: Wenn wir mit den Händen arbeiten, tun wir etwas Positives für unser Gehirn und für unsere Produktivität.

Für die Pädagogik bedeutet dies, dass wir Kindern und Jugendlichen nicht nur Bücher oder Bildschirme an die Hand geben dürfen, sondern auch Werkzeuge, mit denen sie den intelligenten Gebrauch ihrer Hände trainieren können. Und noch etwas: Wenn wir unsere Hände nicht genügend einsetzen, dann leidet auch unsere Muskulatur und unser Skelett und die Verletzungsgefahr steigt.

Aus all diesen Gründen ist es wichtig, dass Jugendliche das Vergnügen wiederentdecken, das ihnen der Gebrauch ihrer Hände vermitteln kann. Wir finden diesen Gedanken u.a. bei Rudolf Steiner, Maria Montessori sowie in der Emilia-Reggio Pädagogik.

Wenn wir unsere Hände zu wenig benutzen, steigt die Gefahr, dass wir depressiv werden. Kleine Kinder sind pausenlos damit beschäftigt, mit ihren Händen die Welt zu entdecken und sie verdanken dem spielerischen Gebrauch ihrer Hände einen Teil ihrer optimistischen Fröhlichkeit. Alte Menschen, die dazu wenig Gelegenheit haben, riskieren es, depressiv zu werden.

Viele Studien zeigen, dass handwerkliche Tätigkeiten wie Nähen, Stricken, Kochen, ein Musikinstrument spielen oder ein Haus dekorieren dazu beitragen, dass wir weniger Stress erleben, dass unsere Ängste abnehmen und unsere Stimmung steigt. Die positive Auswirkung ist noch stärker, wenn solche Aktivitäten in Gemeinschaft mit anderen ausgeübt werden. Wenn wir unsere Kreativität und Vitalität in der Gemeinschaft mit anderen erleben, widerstehen wir Gefühlen von Hilflosigkeit, Nutzlosigkeit und Einsamkeit.

Praktische Tipps

- Halten Sie das passende Material bereit. Bewährt haben sich Zeichenpapier in unterschiedlichen Formaten, Karton in verschiedenen Farben, Bleistifte, Buntstifte, Ölkreiden, Wachsmalstifte und Marker. Auch die Arbeit mit flüssiger Farbe ist außerordentlich reizvoll, der Umgang damit ist jedoch schwieriger und erfordert mehr Vorbereitung.
- Die meisten Aktivitäten, die in diesem Buch vorgeschlagen werden, passen in einen Zeitrahmen von 45-90 Minuten bei einer Gruppengröße zwischen 12 und 20 Teilnehmern. Je geübter ein Gruppenleiter ist, desto größer kann die Gruppe sein, ohne dass die Qualität der Arbeit leidet. Komfortabler und entspannter ist die Arbeit jedoch mit einer kleinen Gruppe von 8 bis 12 Teilnehmern.
- Verschaffen Sie sich Klarheit über Ihre Ziele. Was wollen Sie anbieten, warum und wann? Bei kunsttherapeutischen Techniken ist die Zeitstruktur sehr wichtig. Zeitdruck gefährdet die Kreativität aller Beteiligten. Auch muss genügend Zeit sein für die Auswertung.
- Der äußere Rahmen sollte Sicherheit und so viel Ruhe wie möglich gewährleisten, Unterbrechungen von außen sollten vermieden werden.
- Informieren Sie die Gruppe, dass während der künstlerischen Gestaltung nicht gesprochen wird und dass es weder Zensuren noch andere Beurteilungen gibt.
- Nehmen Sie sich genügend Zeit für die Einführung, damit die Teilnehmer zur Ruhe kommen und sich konzentrieren können.
- Achten Sie auf Ihren Sprachgebrauch. Wenden Sie sich mehr an Phantasie und Intuition der Teilnehmer als an ihre rationale Logik. Sagen Sie also nicht: «Denk an ein Tier...», sondern: «Lass das Bild eines Tieres in dir aufsteigen...» Geben Sie genug Zeit, damit sich Phantasiebilder entwickeln können. Wenn Sie eine geleitete Phantasie einsetzen, dann lassen Sie für jede Phase genügend Zeit.
- In den meisten Fällen ist es hilfreich, wenn die Teilnehmer zu Beginn die Augen schließen, Beispiel:
  Bitte schließ die Augen... (Pause)
  Atme ein Mal langsam aus... (Pause)
  Stell dir vor, dass du eine Rose vor dir siehst... (Pause)
  (Nach ca. 1 Minute:) Wenn du bereit bist, kannst du jetzt deine Augen öffnen und ein Bild der Rose malen, die du vor dir gesehen hast.

- Geben Sie zu Beginn bekannt, wie viel Zeit für ein Bild zur Verfügung steht: zwei, fünf oder zehn Minuten.
- Gegen Ende des Malprozesses sollte auf den Abschluss hingewiesen werden: Du hast noch eine Minute Zeit, um dein Bild zu beenden.

Geleitete Phantasien

Verschiedene pädagogische und therapeutische Disziplinen arbeiten mit geleiteten Phantasien. Die Teilnehmer folgen in ihrer Vorstellung den Vorschlägen des Gruppenleiters und berichten anschließend, was sie erlebt haben. Auch im Rahmen kunsttherapeutischer Übungen können geleitete Phantasien hilfreich sein. Sie tragen oft dazu bei, dass mehr Material in das Bewusstsein gelangt.

Wenn Sie mit einer Gruppe zum ersten Mal eine geleitete Phantasie verwenden, dann ist eine kurze Vorbereitung erforderlich. Erklären Sie den Teilnehmern folgende Punkte:

- Was geschieht bei einer geleiteten Phantasie?
- Woher kommen die Bilder?
- Welche Gefühle können dabei entstehen?
- Ist diese mentale Technik gefährlich?
- Was kann ich tun, wenn ich mich unbehaglich fühle oder Angst bekomme?
- Darf ich die geleitete Phantasie an irgendeiner Stelle auf eigene Faust abbrechen oder spontan abwandeln?

Geleitete Phantasien regen das Vorstellungsvermögen an. Das Fenster zum Unbewussten wird geöffnet und wir haben die Chance, Neues über uns und das eigene Leben zu lernen. Vermeiden Sie es, bei der Anleitung zu direktiv zu sein. Die Teilnehmer haben dann zu wenig Raum, ihre eigenen Bilder zu entwickeln. Entscheidend ist die Betonung von Möglichkeiten. Der Teilnehmer muss spüren, dass er selbst entscheiden kann, was er mit einer geleiteten Phantasie anfangen will.

Das Tempo der geleiteten Phantasie sollte nicht zu schnell sein. Das richtige Tempo ist besonders im Rahmen einer Gruppe nicht leicht zu wählen, weil jeder Teilnehmer seinen eigenen Rhythmus hat. Als Anhaltspunkt kann der Selbstversuch dienen. Sprechen Sie in dem Tempo, das Sie für sich selbst mögen, das Ihnen Raum und Zeit gibt, Ihre Bilder zu entwickeln. Grundsätzlich ist es besser, etwas zu langsam als zu schnell vorzugehen.

Möglichkeiten für den Gruppenleiter

Wenn Sie mit diesem Buch arbeiten, dann haben Sie die Chance, die Wirksamkeit kunsttherapeutischer Arbeit für sich selbst zu entdecken und selbst kreativer und intuitiver zu werden.

Kreativität ist für unser Überleben unersetzlich. Kreative Prozesse finden tief in uns statt, sie ermöglichen es uns, unsere Persönlichkeit auszudrücken und Verletzungen zu heilen. Kreatives Schaffen erfüllt ein grundlegendes menschliches Bedürfnis, es schenkt uns Widerstandskraft und auf der professionellen Ebene ermöglicht es Experimente, Improvisationen, Originalität und Weisheit.

Durch die Arbeit mit kunsttherapeutischen Techniken bleiben wir mit unserem Unbewussten enger verbunden, mit unserem Körper und seinen Instinkten. All das hilft uns, Probleme zu lösen, Freude zu erleben und mental und physisch fit zu bleiben. Unsere Kreativität begünstigt Haltungen, die uns Widerstandskraft schenken: Optimismus, Vertrauen, Großzügigkeit, Hoffnung, Hilfsbereitschaft.

Ich wünsche Ihnen, dass Sie sich vor allem diese Botschaft zu Herzen nehmen: «Benutze deine Hände, und alles andere wird sich finden.»

Literatur

Barron, Alton und Barron, Carrie:The Creativity Cure. A Do-It-Yourself Prescription for Happiness, New York, Scribner 2012

Ackerman, Diane: A Natural History of the Senses, New York, Vintage Books 1990

Smits, Rik: Alles mit der linken Hand. Geschick und Geschichte einer Begabung, Berlin, Rowohlt 1999

Wilson, Frank R.: The Hand. How Its Use Shapes the Brain, Language, and Human Culture, New York, Pantheon Books 1998

Kapitel 1
Anwärmübungen

Die Übungen dieses Kapitels geben den Jugendlichen Gelegenheit, sich auf die Arbeitsweise der Kunsttherapie bzw. auf die Arbeit in der Gruppe einzustellen. Sie helfen den Teilnehmern, sich zu akklimatisieren, sich zu öffnen und einander kennenzulernen. Schüchterne oder gehemmte Teilnehmer werden ermutigt, denn die Übungen machen in der Regel Spaß und sind zudem noch einfach. Es gibt keine erkennbaren Risiken oder Hürden. Es ist wichtig, dies zu Beginn deutlich zu machen. Mit Hilfe dieser Einstiegsübungen wird auf praktische Weise die zentrale Botschaft der Kunsttherapie übermittelt: Es ist nicht wichtig, wie perfekt oder wie «schön» jemand zeichnen oder malen kann. In der Kunsttherapie geht es vor allem darum, die eigenen Gedanken und Gefühle auszudrücken und sichtbar zu machen. Kurze, kreative Übungen von fünf bis zehn Minuten Länge fördern die Interaktion in der Gruppe und die Entwicklung von Gruppenkohäsion. Es ist hilfreich für den Gruppenprozess, wenn die jeweilige Anwärmübung thematisch zu dem folgenden Arbeitsprojekt passt. Sie sollte die Aufmerksamkeit wecken sowie relevante Erinnerungen und Erfahrungen aus dem Gedächtnis aufsteigen lassen.

Kritzelbild

Jugendliche sehnen sich danach, in ihrer Individualität beachtet und respektiert zu werden. Wenn jemand eine besondere Qualität in ihnen entdeckt, dann genießen sie diese Bestätigung des eigenen Wertes. Im Geheimen wünschen sich viele Jugendliche, kreativ zu sein. Sie wissen, dass sich Kreativität im Leben lohnt und dass kreative Menschen oft besonders anziehend wirken. In dieser Übung können die Teilnehmer dem Geheimnis der Kreativität näherkommen. Eine wesentliche Voraussetzung ist es, auf Ziele, Regeln, Methoden, Normen und Standards zu verzichten und ganz locker zu spielen. Das erschreckt manchen. Während sich Kinder relativ hemmungslos dem Spiel hingeben, hat der Jugendliche bereits ungünstige «erwachsene» Einstellungen entwickelt: Selbstkritik, Zwang zur Beurteilung, voreilige Fragen nach Sinn und Erfolg usw. Hier ist die Regression in ein früheres Entwicklungsalter erwünscht, weil es ein Nährboden des Schöpferischen und Authentischen ist.

Material: Zeichenpapier, Buntstifte, Wachsmalstift, Filzschreiber

Anleitung

Du sollst gleich ein Kritzelbild zeichnen. Entscheide selbst, ob du das mit offenen Augen oder mit geschlossenen Augen tun willst. Außerdem kannst du wählen, ob du die linke oder die rechte Hand dabei benutzen möchtest. Wichtig ist vor allem, dass du dabei Spaß hast. Erlaube deinen Händen, sich so zu bewegen, wie sie das wollen.

Bitte deinen Kopf um Zurückhaltung. Er soll keinen Plan machen und einfach neugierig sein auf das, was deine Hände tun.

Vielleicht ist es ungewohnt für dich, etwas zu tun, ohne ein festes Ziel zu haben. Du behältst trotzdem die Kontrolle. Sie liegt allerdings nicht mehr bei deinem Kopf, sondern bei der Hand, die kritzelt. Wenn wir etwas Besonderes im Leben wollen, müssen wir bereit sein, besondere Wege zu gehen und es ist etwas Besonderes, zu kritzeln und auf diese Weise ein Bild herzustellen. (3 Min.)

Jetzt betrachte dein Kritzelbild genau:

- Gibt es irgendeine Stelle, die dich besonders anzieht?
- Kannst du irgendetwas in deinem Bild entdecken, was dir bekannt vorkommt?

- Welchen Titel könntest du deinem Bild geben?

Erinnere dich daran, wie sich deine Gefühle beim Malen entwickelt haben. Wie fühlst du dich jetzt? Wie zufrieden bist du mit dir, mit deiner Neugier, mit deiner Risikobereitschaft, mit deiner Kreativität?

Wenn du willst, kannst du auf die Rückseite deines Bildes eine kurze Bemerkung schreiben, die deine Gedanken und Gefühle festhält.

Die nicht dominante Hand

Jugendliche müssen versuchen, die wichtigsten Gesetze der Welt der Erwachsenen zu entdecken und in ihrer Bedeutung einzuschätzen. Außerdem müssen sie die eigenen Wertvorstellungen erkennen, um damit experimentieren zu können.

Jugendliche sind nur scheinbar chronische Rebellen, in Wahrheit sind sie auf der Suche nach einem sinnvollen Leben und nach überzeugenden Verhaltensregeln. Sie sind jedoch oft irritiert und enttäuscht, dass sie in der Welt der Erwachsenen oft lange nach positiven Modellen suchen müssen, die ihnen zur Orientierung dienen können.

Zu den kulturellen Regeln, die früh übernommen werden, gehört es, Fehler zu vermeiden und Perfektion anzustreben. Diese Norm wirkt sich jedoch oft verhängnisvoll aus, wenn es darum geht, etwas neu zu lernen oder kreative Projekte zu entwickeln. Dann erweist sich das verfrühte Streben nach Perfektion als Stolperstein. In dieser Übung können die Jugendlichen erleben, was geschieht, wenn sie sich freimachen von dem Zwang zu übertriebener Perfektion.

Die Übung hat einen entlastenden Effekt, weil jeder weiß, dass man mit der nicht dominanten Hand weniger gut zeichnen kann. Dies hilft allen besonders selbstkritischen Teilnehmern.

Im Anschluss an die Übung kann darüber diskutiert werden, wie leicht oder wie schwer es den Einzelnen fällt, sich von Vorschriften oder Gewohnheiten «kontrolliert» zu lösen.

Material: Zeichenpapier, Buntstifte, Wachsmalstifte

Anleitung

Bitte male mit deiner nicht dominanten Hand ein realistisches oder abstraktes Bild.

Wenn du willst, kannst du der nicht dominanten Hand die Arbeit ganz überlassen. Du kannst aber auch eine Kooperation zwischen linker und rechter Hand versuchen. Bemerke, wie sich die Situation verändert, wenn du die Hand wechselst. Bemerke, was jetzt vielleicht leichter geht und was nicht mehr funktioniert.

Sorge vor allem dafür, dass du bei dieser Malaufgabe Spaß hast und sei neugierig, wohin sie dich führt. Beim Malen soll dein Kopf der Beobachter sein, der zuschaut, was die Hand erschafft. (5-10 Min.)

Mit geschlossenen Augen malen

Auch hier geht es um Fragen von Risikobereitschaft und Kontrollbedürfnis. Häufig kommt auch das Thema des Perfektionismus auf: Wie perfekt muss ich sein? Wer verlangt das von mir? Wann kann ich mir die Erlaubnis geben, unvollkommen zu sein und Fehler zu machen? Wer hat die Fehler erfunden, der Teufel oder der liebe Gott?

Diese Übung hilft den Teilnehmern in der Regel, locker zu werden und sich freier auszudrücken.

Material: Zeichenpapier, Filzschreiber, Wachsmalstifte, Buntstifte

Anleitung

Bei dieser Malaufgabe kannst du ein interessantes Experiment machen und sehen, was dabei herauskommt. Du sollst nämlich mit geschlossenen Augen ein Bild malen. Vielleicht funktioniert dein Gehirn so, dass du das, was du zeichnest, als inneres Bild siehst. Vielleicht ist das aber auch nicht der Fall. Betrachte dies als Gelegenheit, etwas Ungewöhnliches zu tun und zu erleben, wie es ist, wenn du dich selbst nicht kritisieren oder korrigieren kannst.

Du hast eine Malintelligenz in dir, die jetzt einmal zeigen kann, was in ihr steckt. (5 Min.)

Meine Wolke

Hier arbeiten wir mit einem klassischen Symbol, mit dem Bild der Wolke. Oft wird dieses Bild gewählt, wenn es darum geht, Veränderungen im Leben anzudeuten oder Stimmungen und grundlegende Gefühle.

Nach dem Malen kann man sich eine Reihe von interessanten Fragen stellen:

- Welche Gestalt habe ich meiner Wolke gegeben, welche Größe, welche Farbe?
- Was bedeutet die Wolke für mich?
- Wen oder was habe ich unter die Wolke gemalt?
- Welche Gefühle deutet meine Wolke an?
- Wieweit neige ich zu einer optimistischen Lebenseinstellung?
- Welche Veränderung gibt es zurzeit in meinem Leben?
- Wenn ich einen Wetterbericht verfassen würde, wie würde ich die derzeitige Wetterlage in meinem Leben beschreiben?

Material: Zeichenpapier, Filzschreiber, Wachsmalstifte, Pastellstifte

Anleitung

Wenn du die Nachrichten im Fernsehen verfolgst, dann findest du am Ende immer den Wetterbericht. Die meisten Menschen sind vom Wetter fasziniert und das Wetter dient uns oft als Gesprächsthema. Seltener sprechen wir über das Klima, das unser Leben und unsere Gefühle prägt. Die Beobachtung des Wetters hat uns viele Symbole geschenkt, Wind und Wolken, Sonne und Regen, Blitz und Donner.

Bitte male jetzt eine einzelne Wolke und darunter eine Person oder ein Objekt.

Achte beim Malen auf die Ideen, die dir durch den Sinn gehen und bediene dich bei den Einfällen, die sich zuerst zeigen. (5 Min.)

Zeichne deine Energie

Für viele Jugendliche ist die eigene geistige und physische Energie ein heikles Thema. Besonders, wenn sie an Depressionen leiden oder von Ängsten und Sorgen um die Zukunft geplagt werden, fühlen sie sich den alltäglichen Aufgaben nicht so recht gewachsen. Alle Jugendlichen wissen, dass die persönliche Vitalität entscheidend ist, wenn sie sich in einer Konkurrenzgesellschaft behaupten wollen. Darum ist es erleichternd, wenn sie dieses wichtige Thema zur Sprache bringen können und sich in der Gruppe darüber austauschen:

- Wie kann ich verhindern, dass ich zu viel Energie verliere?
- Wer oder was raubt mir wertvolle Energie?
- Wie kann ich dafür sorgen, dass ich über mehr Energie verfüge?
- Wie kann ich meine Stärken und natürlichen Begabungen besser nutzen?
- Wie erreiche ich eine bessere Balance zwischen Belastung und Erholung?

Material: Zeichenpapier, Buntstifte, Wachsmalstifte, Pastellstifte

Anleitung

Bitte versuche die Energie, die du im Augenblick für deine Entwicklung, für dein Leben zur Verfügung hast, bildlich darzustellen.

Mach dir klar, für welche Dinge du Kraft und Schwung brauchst:

- Wir brauchen Energie, um eine positive Vorstellung von unserer Zukunft zu entwickeln.
- Wir brauchen Energie, um mit den alltäglichen Belastungen und Herausforderungen fertig zu werden.
- Wir brauchen Energie für Krisen und Schwierigkeiten, Krankheiten und Konflikte.
- Wir brauchen Energie zum Lernen.
- Wir brauchen Energie für unser Vergnügen.
- Wir brauchen Energie für unsere Beziehungen. (5-10 Min.)

Wie fühlst du dich?

Die eigenen Gefühle zu verstehen und auf sie zu hören, ist für Jugendliche eine schwierige Aufgabe. Sie müssen lernen, dass es falsch ist, wenn wir blind unseren Gefühlen folgen, dass es aber genauso schädlich ist, sie zu ignorieren. Unsere Gefühle geben uns Schwung und Motivation, darum müssen wir ihre Stimme respektvoll zur Kenntnis nehmen. Es ist wichtig, dass wir uns immer wieder die folgenden Fragen stellen: Wie fühle ich mich jetzt? Welches Gefühl spricht gerade zu mir? Wie heißt es? Welche Botschaft hat dieses Gefühl für mich? Wie will ich darauf reagieren?

Material: Zeichenpapier, Wachsmalstifte, Buntstifte, Pastellstifte

Anleitung

Bitte zeichne ein Bild der Gefühle, die deine Stimmung heute beeinflussen bzw. die gerade jetzt für dich spürbar sind.

Vielleicht möchtest du dir einen Augenblick Zeit nehmen, um deinen Gefühlen auf die Spur zu kommen.

Oft bemerken wir unsere Gefühle in unserem Körper, z.B. in der Art, wie wir atmen oder an der Anspannung unserer Muskulatur.

Oft sind unsere Gefühle eng mit unseren Gedanken verbunden. Wenn wir z.B. an eine Prüfung denken, können wir vielleicht ein Gefühl der Angst feststellen. Wenn wir von jemandem beleidigt werden, verbindet sich der Gedanke an Vergeltung mit dem Gefühl von Zorn.

Es gibt auch Zeiten, in denen wir unsere Gefühle gar nicht bemerken können, wo wir uns leer und leblos fühlen.

Wir alle wissen, dass unsere Gefühle sich ständig verändern, und das ist gut so. Am liebsten sind uns natürlich positive Gefühle und wir wünschen uns, dass nicht die negativen Gefühle im Vordergrund stehen.

Wenn du gleich ein Bild von deinen momentanen Gefühlen malst, begrüße sie freundlich: Schön, dass ihr euch zeigt! (5 Min.)

Geometrische Formen

Bei dieser Malaufgabe geht es um unser Gestaltungsvermögen, um unsere Kreativität, um unser Gefühl für Harmonie und Schönheit, um unsere Ausdruckskraft, um unsere Fähigkeit, Probleme zu lösen und um die Kraft, ein Projekt zu Ende zu bringen.

Material: Zeichenpapier, Filzschreiber, Wachsmalstifte, Buntstifte

Anleitung

Diesmal sollst du ein Bild malen, das vor allem durch die Wahl der Farben und die Anordnung der Formen bestimmt wird. Zeichne ein Muster, indem du nur folgende geometrische Formen benutzt:

- Kreise
- Rechtecke
- Dreiecke
- Wellenlinien.

Du kannst entscheiden, welche Farben du für die einzelnen Elemente wählst und in welcher Größe und Anordnung du die geometrischen Formen verwenden willst.

Und finde zum Schluss einen Titel für deine Komposition und notiere ihn an einer passenden Stelle auf deinem Blatt. (10 Min.)

Miniaturbild

Jugendliche und Erwachsene haben häufig die Tendenz, Bewährtes und auch weniger Bewährtes zu wiederholen. Wir neigen dazu, «mehr vom Selben» zu produzieren und schränken auf diese Weise unsere Kreativität ein. Aus dieser Sackgasse kann uns unsere Neugier befreien und unsere Experimentierlust. Dieses nützliche Experiment fordert uns dazu auf, nicht etwa alles anders zu machen, sondern nur ein einziges Element, einen einzelnen Faktor zu verändern. Dabei können ganz unerwartete Ergebnisse entstehen.

Material: Zeichenpapier, sehr dünn schreibende Fineliner in verschiedenen Farben oder sehr spitze Buntstifte

Anleitung

Du sollst gleich etwas zeichnen, was deine Gewohnheiten durchbricht, und zwar eine Miniatur von einer Person oder einem abstrakten Muster. Das Ziel ist, dass du versuchst, eine ungewohnte und seltsame Art des Zeichnens auszuprobieren. Entscheide selbst, was für dich «winzig» ist: ein Bild im Format 20 x 20 Millimeter, ein Bild im Format 10 x 10 Millimeter? Oder noch kleiner?

Gelingt es dir, dich auch auf diesem unbekannten Gebiet kreativ auszudrücken?

Finde zum Schluss für dieses Bild einen passenden Titel. (10 Min.)

Bild ganz in Schwarz

Farben beeinflussen unsere Gefühle. Die meisten Jugendlichen haben Lieblingsfarben und bringen dies durch die Wahl ihrer Kleidungsstücke zum Ausdruck. Oft werden die bevorzugten Farben auch im Zimmer der Jugendlichen verwendet. Farben eignen sich besonders gut, um Lebenseinstellungen, Grundgefühle oder Gefühle zu besonderen Anlässen auszudrücken. Farben, die besonders intensive Botschaften senden, sind Schwarz, Rot und Gelb. Nicht jeder riskiert es, sich in diesen Farben zu kleiden, nicht jeder fühlt sich gut, wenn er das Gefühl hat, dass alle Augen auf ihn gerichtet sind. Eine Diskussion über Lieblingsfarben führt schnell zu den Gefühlen und zur Lebenseinstellung der Teilnehmer.

Hier sollen sich die Teilnehmer auf die Farbe Schwarz konzentrieren und wir können sicher sein, dass diese Farbe sehr persönliche Reaktionen provoziert.

Material: Zeichenpapier, schwarze Wachsmalstifte oder Filzschreiber

Anleitung

Diesmal sollst du ein Bild malen, in dem du nur die Farbe Schwarz verwendest. Das Bild kann realistisch oder abstrakt sein, ganz wie du möchtest. Lass dich von der Farbe anregen und warte einen Augenblick ab, welche Bilder auftauchen, wenn du z.B. die Augen eine Weile schließt. (10 Min.)

Minicollage

Hier lenken wir die Aufmerksamkeit der Teilnehmer auf zwei unterschiedliche Gefühlskomplexe, auf das Grundgefühl, das wir im Leben haben und auf unsere Tagesstimmung. Beide Gefühlslagen können sehr unterschiedlich sein. Als Grundgefühle werden oft folgende genannt:

- Optimismus oder Pessimismus
- Melancholie oder Heiterkeit
- Angst oder Neugier
- Unsicherheit oder Klarheit
- Egoismus oder Hilfsbereitschaft
- Kompetenz oder Hilflosigkeit.

Diese Polaritäten treten im wirklichen Leben selten als Extreme auf. Die meisten Jugendlichen bewegen sich mit ihrer Stimmung eher auf einer Skala zwischen den oben genannten Polen.

Material: Konstruktionspapier (120g) in verschiedenen Farben im Format DIN A4, Klebstoff

Anleitung

Diesmal sollst du eine kleine Collage anfertigen. Benutze dafür zwei Stücke Konstruktionspapier.

Wähle das Konstruktionspapier mit der Farbe, die am besten dein Tagesgefühl ausdrückt, das Gefühl, das im Augenblick in dir vorherrscht und reiße von dem Bogen ein Stück ab, dessen Form zu deinem Tagesgefühl passt.

Wähle ein zweites Konstruktionspapier, dessen Farbe das Grundgefühl in deinem Leben ausdrückt. Mit Grundgefühl meine ich ein Gefühl, das sich immer wieder meldet und das damit zu tun hat, was du vom Leben erwartest, was dir deiner Meinung nach möglich ist, was du erreichen kannst, was du darfst und was du nicht darfst.

Wenn du diese beiden Papierstücke abgerissen hast, dann klebe sie zusammen und zwar in einer Form, die deiner Meinung nach am besten zeigt, wie du dich fühlst. (10-15 Min.)

Betrachte dein Bild nun in Ruhe und finde einen passenden Titel dafür.

Bildergänzung

Gemeinsames Malen ist eine Herausforderung. Dabei geht es um komplizierte Fragen, wie z.B.: Fühle ich mich respektiert? Wieweit lasse ich mich durch andere anregen? Bin ich bereit, andere mit meiner Kreativität zu unterstützen? Kann ich den Austausch mit anderen genießen? Bin ich ein guter Teamplayer?

Material: Zeichenpapier, Filzschreiber, Buntstifte, Wachsmalstifte

Anleitung

Bitte kommt zu zweit zusammen und unterhaltet euch eine Weile miteinander. (2-3 Min.)

Jetzt soll sich jeder von euch für eine Farbe entscheiden und beginnen, ein Bild zu malen. Bitte wählt nicht dieselbe Farbe. Male realistisch oder abstrakt, ganz wie du willst. (2 Min.)

Stopp nun bitte und tausch dein Blatt mit dem Partner aus. Ergänze das Bild des Partners und beende es. (10 Min.)

Zeigt einander jetzt eure Bilder und sprecht darüber, wie es euch bei dieser Übung gegangen ist.

Bild aus Punkten

Diese Darstellungstechnik stellt unsere Geduld auf die Probe. Wir brauchen Zeit, um all die Punkte zu produzieren und wir stehen vor der Wahl, wie wir vorgehen wollen: Überlasse ich es dem Zufall bzw. meinem Unbewussten, ein bestimmtes Bild oder Muster herzustellen? Plane ich das Bild und versuche, es mit dieser Technik Schritt für Schritt herzustellen?

Auch hier geht es um die Flexibilität der Teilnehmer: um ihre Neugier, um ihre Frustrationstoleranz, um ihre Fähigkeit, Unsicherheit auszuhalten.

Material: Zeichenpapier, Bleistifte, Filzstifte

Anleitung

Bisher hast du in deinen Bildern mit Linien gearbeitet. Bei dem Bild, was du jetzt malen sollst, sind Linien tabu und nur einzelne Punkte gestalten das Bild. Du bist völlig frei, was das für ein Bild werden soll und wie du vorgehst.

Diese Technik wirkt am Anfang vielleicht etwas seltsam, aber ich kann dir versprechen, dass dabei oft sehr überraschende Arbeiten entstehen. (10-15 Min.)

Die Ziellinie

Zu den häufig gebrauchten Symbolen gehört das Bild vom Ziel. Wir brauchen Ziele, damit wir unserem Leben eine Richtung geben können und es zu etwas bringen. In den meisten Unternehmen spielen Leistungsziele eine große Rolle und wer seine Ziele nicht erreicht, muss damit rechnen, dass er seine Arbeit verliert. All das wissen die Jugendlichen mehr oder weniger genau. Andererseits haben sie auch die buddhistische Weisheit gehört: «Der Weg ist das Ziel», aber die wenigsten können sich unter diesem Prinzip etwas vorstellen.

Die meisten Jugendlichen haben zum Thema «Ziele» widersprüchliche Gedanken:

- Ziele braucht jeder.
- Es gibt falsche und richtige Ziele.
- Ein Ziel muss mit einem richtigen Zeitpunkt kombiniert werden.
- Es kann schädlich sein, wenn Ziele zu wichtig werden.
- Ziele können mein Lebensgefühl belasten, wenn sie mich aus der Gegenwart vertreiben.
- Ziele können eine Quelle von Unglück sein.

Material: Zeichenpapier, Filzschreiber, Wachsmalstifte, Buntstifte

Anleitung

Male bitte ein Bild, das zwei Bestandteile hat:

- Eine Ziellinie, wie wir sie vom Sport oder von der Pferderennbahn kennen.
- Eine Person, die sich in der Nähe der Ziellinie befindet. Entscheide selbst, wo das sein soll, davor, dahinter oder auf der Ziellinie. (5 Min.) Finde bitte zum Schluss einen passenden Titel für dein Bild.

Wetterbericht

Gefühle machen unser Leben farbig und interessant. In vielen Fällen verleiten sie uns jedoch dazu, impulsiv zu handeln, Pessimismus zu kultivieren oder täglich unsere Sorgen zu zählen. Darum ist es hilfreich, früh damit anzufangen, uns von den eigenen Gefühlen ein wenig zu distanzieren und mit einer gewissen wohlwollenden Objektivität zu erleben und zu betrachten. Wir vermeiden so

- eine scharfe Trennung zwischen positiven und negativen Gefühlen,
- die Verdrängung der unangenehmen Gefühle,
- starke Schwankungen zwischen Optimismus und Pessimismus,
- affektiven Kontrollverlust.

All das lernen wir am besten als Kinder und Jugendliche. Dabei hilft es, wenn wir Gelegenheit haben, alle unsere Gefühle auszudrücken, sie zu benennen und sie z.B. in unseren Selbstgesprächen respektvoll zu behandeln.

In der folgenden Übung können die Teilnehmer ihre aktuelle Gefühlslage ausdrücken und in der Gruppe diskutieren, wie ihre Gefühle ihre Lebenseinstellung, ihr Verhalten und ihre Beziehungen beeinflussen.

Material: Magazine und Illustrierte mit einem breiten Spektrum an Fotos; Scheren, Klebstoff, Konstruktionspapier in verschiedenen Farben sowie weißes Zeichenpapier

Anleitung

Bitte blättert in den Zeitschriften und sucht ein Foto heraus, das eure gegenwärtige Stimmung am besten widerspiegelt.

Bitte schneidet dieses Foto aus und sucht euch dann ein Stück Konstruktionspapier, dessen Farbe ebenfalls zu eurer Stimmung passt. Schneidet aus diesem Konstruktionspapier eine Form aus, die eure Stimmung symbolisiert.

Wenn ihr beides bereit habt, dann klebt bitte das Foto auf das farbige Papier und dieses dann auf einen weißen Bogen.

Jetzt hast du deine Stimmung respektvoll behandelt und ihr Beachtung geschenkt. Du kannst noch einen letzten Schritt tun und deinem Bild einen passenden Titel geben.

Überprüfe jetzt bitte, was im Laufe der Arbeit mit deinen Gefühlen geschehen ist. Was ist geblieben, was hat sich verändert?

Positiv und negativ

Unser Gehirn ist so organisiert, dass wir unsere Wahrnehmungen, Gedanken und Gefühle immer wieder bewerten. Wir treffen also eine Unterscheidung zwischen positiv und negativ. Positiv ist alles,

- was ungefährlich ist,
- was bekannt ist,
- was gesellschaftlich angesehen ist,
- was wir kontrollieren können,
- was unserer Selbstachtung dient.

Als negativ beurteilen wir alles, was diesen Anforderungen nicht entspricht, also

- was Angst in uns auslöst,
- was uns unbekannt ist,
- was wir nicht beeinflussen können,
- was Widerwillen in uns auslöst,
- was uns traurig macht.

Eine wichtige Entwicklungsaufgabe besteht darin, dieser Polarität die Schärfe zu nehmen und die Gefahr des Schwarz-Weiß-Denkens zu vermeiden. Wir können lernen, mit unseren Maßstäben zu spielen und entdecken, dass das Positive manchmal auch Negatives enthält und dass das Negative oft die Voraussetzung für das Positive ist. Diese gelassene Betrachtung ist im Alltag jedoch nicht so leicht zu erreichen. Unter Stress neigen wir dazu, die Welt in Feind und Freund aufzuteilen.

Es gibt noch einen weiteren Grund, an diesem Dualismus zu arbeiten. Wir können uns selbst und insbesondere unseren «Schatten» viel leichter akzeptieren, wenn wir Positives und Negatives nicht mehr als absolute Gegensätze betrachten. Sie brauchen einander.

Material: Zeichenpapier, Ölkreiden, Buntstifte, Filzschreiber

Anleitung

Bitte nimm ein Blatt Papier und zeichne zwei verschiedene Formen oder Umrisse darauf.

Was verstehen wir unter Form? Nach außen wird eine Form begrenzt durch eine Linie, die über das Papier läuft und zu ihrem Ausgangspunkt zurückkehrt. Eine regelmäßige Form ist z.B. der Kreis. Wenn du die Silhouette eines Autos malst, bekommst du eine unregelmäßige Form.

Die beiden Formen, die ich euch zu zeichnen bitte, sollten sich unterscheiden. Die eine soll positiv sein und die andere negativ. Und wenn du beide Formen gezeichnet hast, dann verbinde sie irgendwie miteinander. (5 Min.)

Jetzt überlege bitte, woran dich diese Zeichnung erinnert. Welche Gedanken und Gefühle ruft sie bei dir hervor? Was symbolisiert sie für dich?

Stoppschild

Das Stoppschild ist ein mächtiges Symbol. Es hat zwei grundverschiedene Bedeutungen:

Das Stoppschild erinnert uns an äußere Hindernisse, Störungen, Barrieren, die uns bremsen und die verhindern, dass wir unsere Ziele erreichen und unsere Wünsche realisieren. Das Stoppschild kann uns aber auch an jene selbsterzeugten Verbote, Behinderungen, Störungen erinnern, mit denen wir uns sabotieren und einschränken und unsere Entfaltung, unser Potenzial blockieren. Diese äußeren und inneren Blockaden möchten wir auflösen. Ihr Ursprung liegt häufig in den Spielregeln, Gesetzen, Traditionen und Wertvorstellungen der Kultur, in der wir leben.

Daneben signalisiert das Stoppsymbol die Fähigkeit zur Selbstbeherrschung, zur Steuerung der eigenen Gedanken und Handlungen. Es mahnt uns, dass wir uns menschenfreundlich verhalten und vermeiden, anderen zu schaden oder sie zu verletzen. Diese «Bremse» hilft uns, mit unseren Mitmenschen auszukommen und die eigenen Interessen mit den Interessen der anderen zu verbinden.

Für alle, die zu impulsivem Verhalten neigen und Schwierigkeiten haben, ihre Gefühle zu kontrollieren, ist diese Bedeutung des Symbols von größter Relevanz.

Material: Zeichenpapier, Ölkreiden, Wachsmalstifte, Filzschreiber

Anleitung

Nimm dir ein Blatt Papier und male ein großes Stoppzeichen darauf, so wie du es vom Straßenverkehr kennst. Du kannst aber auch ein eigenes Design für das Stoppzeichen erfinden.

Und wenn du das Stoppzeichen gemalt hast, dann male irgendetwas davor, was du mit dem Stoppzeichen verbindest. (10 Min.)

Herz zu verschenken

Die Liebe gehört zu den zentralen Themen des Jugendalters. Während die Kinder ihre Liebesobjekte noch vor allem in der Familie finden, wird der Jugendliche durch die Liebe über die emotionalen Grenzen der Familie hinausgelockt. Dort muss sich nun bewähren, was in der Familie gelernt wurde.

Der Jugendliche erlebt die Liebe in vielen Schattierungen: in Freundschaften, als Fan aller möglichen Helden und als romantische Liebe und Verliebtsein. Die meisten Jugendlichen brauchen Zeit zum Experimentieren, um herauszufinden, welche Menschen zu ihnen passen, welchen Menschen sie selbst etwas bedeuten können und wie sie mit diesem dynamischen Gefühl zurechtkommen können.

Material: Zeichenpapier, Wachsmalstifte, Buntstifte, Filzschreiber

Anleitung

Nimm dir ein Blatt Papier und falte es in der Mitte. Male auf die Vorderseite ein halbes Herz und auf die Rückseite die Person, der du dein Herz schenken möchtest. Das kann jemand sein, den du kennst, den du aus der Ferne anbetest, oder dem du bisher nur im Traum begegnet bist, auf den du wartest.

Falte den Bogen nun auf und betrachte deine Komposition. Bemerke, was du dabei empfindest und welche Gedanken dir durch den Sinn gehen. Dann stell dir vor, dass du aus einem größeren Abstand auf beide Bilder schaust und finde aus dieser Position einen passenden Titel für das Bild. (10 Min.)

Kleine Konflikte

Konflikte, Meinungsverschiedenheiten, Auseinandersetzungen, Trennungen und Allianzen bilden ein Leitmotiv des Jugendalters. Wir entdecken immer neue Facetten unserer Persönlichkeit, immer neue Stärken und Schattenseiten und wir stellen unseren eigenen Wertekanon zusammen, die Spielregeln, nach denen wir im Leben handeln wollen. Wir übernehmen Verantwortung für unser Verhalten und wir üben uns in der schwierigen Kunst, abwechselnd ja und nein zu sagen. Dabei sind Zusammenstöße und Konflikte unvermeidlich.

Wenn wir Glück haben, entwickeln wir genügend Einfühlungsvermögen, um auch die Motive unserer Kontrahenten zu verstehen. Wir halten sie dann nicht mehr für böse, sondern sind toleranter und sagen uns, dass sie eben anders sind. Vielleicht entdecken wir sogar Gemeinsamkeiten mit unseren «Feinden». Keiner von uns möchte verletzt werden oder Angst empfinden, wir alle wünschen uns Sicherheit und Freiheit von Schmerz und Leid. Aber zu einer solchen philosophischen Haltung ist es oft ein weiter Weg.

Material: Zeichenblock, Ölkreiden, Buntstifte, Filzschreiber

Anleitung

Nimm dir ein Blatt Papier und zeichne spontan und ohne Planung ein Bild, das zeigt, wie du Konflikte erlebst. Bitte stell keinen Konflikt dar, den du im Augenblick hast, sondern zeige, worum es bei Konflikten allgemein geht und was du dabei empfindest. Zeichne ein abstraktes Bild und benutze Linien, Formen und Farben, um das Wesen eines Konflikts zu zeigen. (10 Min.)

Auswertung

- Welche Auswirkung hat ein Konflikt auf meine Gefühle und Gedanken, auf meine Stimmung und mein Verhalten?
- Worum geht es mir bei Konflikten vor allem: Möchte ich Sieger sein? Möchte ich, dass der Gegner gewinnt? Möchte ich eine Lösung, bei der beide gewinnen?
- Was möchte ich lernen, um Konflikte leichter lösen zu können?
- Wie werde ich von anderen eingeschätzt: als streitlustig?… durchsetzungsstark?… friedliebend?… hilfsbereit?… dominant?…

Idole und Helden

Helden des Sports, populäre Musiker oder Filmschauspieler werden von den Jugendlichen verehrt, weil sie Stärken und Werte verkörpern, weil sie erfolgreich sind, weil sie den Anschein erwecken, über besonders viel Lebenskraft, Lebenslust und Vitalität zu verfügen. Viele Jugendliche fühlen sich blockiert und sind ständig auf der Suche nach Gelegenheiten, ihre Vitalität zu spüren und auszudrücken. Viele versuchen es über die elektronischen Medien, aber meist erweist sich dieser Weg als Sackgasse. Aus dieser Lage entsteht eine gewisse Frustration, denn die Jugendlichen wissen, dass ihre persönliche Energie eine wichtige Voraussetzung ist für Erfolg und Glück.

Material: Zeichenpapier, Buntstifte, Filzschreiber, Ölkreiden

Anleitung

Nimm dir bitte ein Blatt Papier und zeichne das Bild einer Person, die deiner Meinung nach über besonders viel Energie, Lebenskraft und Lebensfreude verfügt. Das kann eine Person sein, die es tatsächlich gibt und die heute noch lebt. Aber du kannst auch eine historische Person zeichnen oder einen Menschen aus Literatur oder Geschichte. Wenn du Lust hast, kannst du die Person auch erfinden. (10 Min.)

Nimm dir nun ein zweites Blatt Papier und zeichne dich selbst mit deiner Lebenskraft und deiner Energie. Und zeichne zum Schluss auf ein drittes Blatt ein Bild, das dich in zehn Jahren zeigt. Wie hat sich deine Lebenskraft dann entwickelt? (10 Min.)

Betrachte jetzt deine Bilder noch einmal und finde für jedes einen passenden Titel.

Ein störender Gedanke

Ununterbrochen produziert unser Gehirn Gedanken. Viele von ihnen kommentieren die Welt, das Verhalten der anderen und natürlich auch die eigenen Stärken, Schwächen, Möglichkeiten und Verhaltensweisen. Einige dieser Gedanken steigern unsere Tatkraft, Lebensfreude oder Lernbereitschaft, andere wiederum lähmen uns, geben uns das Gefühl von Hilflosigkeit, Minderwertigkeit und Angst. Und wir alle wünschen uns, dass diese negativen Gedanken in den Hintergrund treten.

Wie können wir uns von störenden Gedanken befreien? Sie unterdrücken zu wollen, funktioniert nicht besonders gut. Gedanken, die wir bekämpfen, halten sich meist besonders hartnäckig. Darum ist es besser, es mit Verständnis und Weisheit zu versuchen, denn im Grunde leisten auch die negativen Gedanken einen Beitrag zu unserer Lebenstüchtigkeit.

Das Rezept ist also ganz einfach:

- genau hinschauen,
- den Gedanken untersuchen,
- vielleicht sogar seine Botschaft aufspüren.

Material: Zeichenpapier, Ölkreiden, Buntstifte, Filzstifte, Pastellstifte

Anleitung

Manchmal ist es leichter, etwas Neues zu erreichen, als das Alte loszuwerden. Manche Dinge scheinen fest entschlossen zu sein, sich nicht von uns zu trennen. Das gilt vor allem für eine Reihe von Gedanken, die wir nicht besonders lieben, ja, die uns stören oder sogar behindern. Gedanken können wir nicht einfach in den Müll werfen, denn wie durch Zauberei kehren sie immer wieder zurück. Aber wir können etwas anderes tun, wir können ihnen unsere Aufmerksamkeit schenken und sie respektvoll behandeln: statt mit Feindschaft – mit Neugier und Offenheit.

Nimm dir ein Blatt Papier und zeichne eine Schachtel. Und in diese Schachtel zeichne einen Gedanken, den du gern loswerden möchtest. Male diesen Gedanken respektvoll und sorgfältig. Versuche ihn neu zu sehen und gründlich zu verstehen. Wie will dieser Gedanke dir helfen?

Arbeite langsam und sorgfältig und sei neugierig, wie du diese Malaufgabe lösen wirst. Lass dich überraschen, wie sich deine Gefühle im Laufe des Malens entwickeln. (15 Min.)

Meine Initialen

Unser Vorname ist eng mit unserer Persönlichkeit verbunden. Oft spiegelt er etwas von den Wünschen und Erwartungen unserer Eltern an uns wider. Manchmal haben die Eltern eine gute Hand und geben dem Kind einen Vornamen, der zu seinen Anlagen und seinem Temperament passt. Dann fällt es dem Kind später leicht, sich mit seinem Vornamen zu identifizieren und damit zufrieden zu sein. Manche Kinder haben weniger Glück und lassen sich später lieber mit einem Ersatznamen anreden.

In dieser Übung haben die Teilnehmer Gelegenheit, sich mit ihrem Vornamen auseinanderzusetzen und so einen Schritt zu tun auf dem Weg zu Selbsterkenntnis und Selbstakzeptierung.

Material: Zeichenpapier, Buntstifte, Filzschreiber, Ölkreiden

Anleitung

Bitte nimm dir ein Blatt Papier und Zeichenutensilien. Zeichne den ersten Buchstaben deines Vornamens und dekoriere ihn. Du bist ganz frei in deiner Gestaltung. Du kannst die Größe des Buchstabens selbst festlegen und die Farben und Formen, mit denen du ihm Respekt erweist. (15 Min.)

Schreib nun auf die Rückseite des Blattes deinen kompletten Namen, also Vornamen und Nachnamen und notiere dazu ein Adjektiv. Dieses Adjektiv soll soll zu der Art passen, wie du am ersten Buchstaben deines Vornamens gearbeitet hast.

Auswertung

Hier kann es reizvoll sein, wenn die Bilder eingesammelt werden und der Gruppenleiter der ganzen Gruppe jeweils ein Bild zeigt, damit sie raten kann, wer das Bild gezeichnet hat.

Ein Lächeln

Glückliche Menschen lächeln häufiger. Darauf hat Martin Seligman in seinem Buch «Authentic Happiness. Using the New Positive Psychology to Realize Your Potential for Lasting Fulfillment» hingewiesen. Andererseits stimmt auch die Umkehrung: Wer häufiger lächelt, hat die Chance, zufriedener und glücklicher zu werden. Vorausgesetzt, das Lächeln kommt von innen und ist nicht künstlich aufgesetzt.

Mit dieser Übung laden wir die Teilnehmer dazu ein, sich auf das Positive im Leben zu konzentrieren und dankbar zu sein für alles, was ihnen das Schicksal gewährt. Wer dankbar ist, der hat es leichter, anderen gegenüber Wertschätzung und Respekt auszudrücken.

Material: Zeichenpapier, Buntstifte, Filzschreiber, Ölkreiden

Anleitung

Bitte denk ein paar Stunden zurück und zeichne dann das Objekt oder die Person, die am heutigen Tag dein erstes Lächeln bewirkt hat. Und dann male ein zweites Bild, das zeigt, wie du lächelst. (10 Min.)

Auswertung

- Welche positiven Veränderungen bewirkt ein Lächeln in uns?
- Welche positiven Auswirkungen hat ein Lächeln auf die Umgebung?
- Wer in dieser Gruppe zeigt häufiger ein freundliches Lächeln?
- Wie halte ich es selbst mit dem Lächeln? Welchen Gesichtsausdruck zeige ich besonders häufig?

Motivation zum Lernen

Wenn es ums Lernen geht, sind unsere Absichten wichtig und unsere Entschlossenheit entscheidend. Besonders wirksam sind positive Ziele wie: Ich möchte meinen Führerschein machen; ich möchte in der nächsten Mathearbeit gut abschneiden; ich möchte mich gesünder ernähren. Negative Ziele sind problematischer. Sie sollten möglichst positiv umformuliert werden. Ich nehme mir also nicht vor: Ich will nicht mehr rauchen, sondern: Ich möchte meine sportliche Fitness steigern und mich nicht mehr durch das Rauchen schwächen.

Es fällt uns leichter, Absichten und Ziele zu realisieren, wenn wir eine optimistische Haltung einnehmen und daran glauben, dass wir uns positiv verändern können. Auch für Kinder und Jugendliche ist von größter Bedeutung, dass sie Überzeugungen entwickeln wie:

- Ich kann lernen.
- Ich kann mich entwickeln.
- Ich kann mein Leben mehr und mehr selbst steuern.
- Ich habe ein Recht, mich zu entfalten.
- Ich kann Hindernisse überwinden.
- Ich kann aus Fehlern lernen.

Material: Zeichenpapier, Buntstifte, Filzschreiber, Ölkreiden

Anleitung

Bitte zeichne ein Bild, das deine Bereitschaft und Entschlossenheit zeigt, zu lernen und dich zu verändern.

Wenn du willst, kannst du eine große Zielscheibe aufmalen und deine Ziele hineinschreiben. Durch verschiedenfarbige und verschieden dicke Pfeile, die auf die Scheibe zielen, kannst du andeuten, wie stark deine Entschlossenheit ist, die einzelnen Ziele zu erreichen.

Aber du kannst dein Bild natürlich auch nach einer eigenen Idee gestalten. (15 Min.)

Auswertung

- Wie hoch ist meine Bereitschaft zur Veränderung?
- Wie gern lerne ich?
- Welches ist mein wichtigstes Ziel in der Ausbildung?
- Welches ist mein wichtigstes privates Ziel?

Das Spinnennetz

Immer wieder kommt es vor, dass wir uns blockiert fühlen, gefangen in unseren Gewohnheiten, behindert durch ungünstige äußere Verhältnisse oder durch Krisen und Unglücksfälle. Dann stellt sich die Frage nach unserer Widerstandskraft: Was gibt mir die Energie, nicht aufzugeben und mich aus meinen Fesseln oder aus einer Falle zu befreien? Wer in einer Atmosphäre der Verwöhnung und des Luxus aufwächst, ist gut beraten, wenn er sich Folgendes klarmacht: Fehlende Herausforderungen und Krisen können uns schwächen, weil es uns an Gelgenheit fehlt, nach einem Sturz wieder aufzustehen.

In dieser Übung überlassen wir es den Teilnehmern, ob sie sich dem Thema direkt oder indirekt nähern wollen.

Material: Zeichenpapier, Buntstifte, Filzschreiber, Ölkreiden

Anleitung

Nimm dir ein Blatt Papier und zeichne ein großes Netz. Vielleicht entscheidest du dich für ein Spinnennetz, vielleicht aber auch für ein Fischernetz oder irgendein anderes Netz, in dem man sich verfangen kann. Und dann male bitte eine Person oder ein Objekt dazu, die durch das Netz blockiert, gebremst oder gefangen gehalten wird. (15 Min.)

Das Überraschungsei

Das Ei ist ein klassisches Symbol für neues Leben, frische Ideen, Wiedergeburt und Erneuerung. Seine besondere Faszination entsteht durch zwei Dinge: – Wenn ein Küken das Ei verlassen möchte, muss es sich die Freiheit selbst erkämpfen. – Der unbeteiligte Betrachter kann zunächst nicht vorhersagen, was aus dem Ei schlüpfen wird. Was zum Vorschein kommt, kann uns überraschen.

Material: Zeichenpapier, Buntstifte, Filzschreiber, Pastellstifte

Anleitung

Nimm dir ein Blatt Papier und male ein Ei, das noch nicht komplett ausgebrütet ist. Vielleicht ist das Wesen darin kurz vor dem Schlüpfen. Und zeige in deinem Bild auch, was aus dem Ei herauskommen wird.

Bitte vermeide die einfache Lösung, ein Küken in das Ei zu zeichnen. Du bist vollständig frei in deiner Entscheidung, was da «geboren» werden soll. (15 Min.)

Malen mit beiden Händen

Wenn wir kreativ sein wollen, wenn wir ein Problem lösen müssen, wenn wir etwas Schwieriges lernen wollen, dann können wir mit relativ einfachen Mitteln unsere Chancen verbessern. Wir machen irgendetwas anders als bisher: Wir verändern einen Parameter, einen Arbeitsschritt, benutzen anderes Material oder wechseln den Schauplatz unserer Aktion. Eine kleine Veränderung kann schon dafür sorgen, dass unser Gehirn einen anderen Weg einschlägt und neue Ideen produziert.

Dahinter steckt die Einsicht: Anstrengung allein und der Wille zur Lösung sind oft nicht ausreichend, wenn wir immer mehr vom Gleichen probieren. Ein kleiner Schritt zur Seite kann eine Kaskade von Veränderungen in Gang setzen. Allerdings fällt uns der Wechsel unserer Vorgehensweise nicht immer leicht. Wir lieben das Bekannte, weil es uns Sicherheit gibt. Als Bundesgenossen für die hier vorgeschlagene Strategie können wir jedoch unsere Neugier gewinnen. Sie ist eine wichtige Motivation in jeder Altersstufe und hilft uns, eine gewisse Dosis an Unsicherheit auszuhalten, um wach und risikobereit zu werden. Ich vermute, dass dies zu den zentralen Stärken des bildenden Künstlers gehört.

In dieser Übung lassen wir die Teilnehmer mit zwei Händen gleichzeitig malen. Diese Situation ist für die meisten eine Premiere und manchmal Auslöser für ein Aha-Erlebnis der Extraklasse.

Material: Zeichenpapier, am besten DIN A3, Filzschreiber, Ölkreiden

Anleitung

Heute erwarte ich etwas Ungewöhnliches von dir. Bitte nimm in jede Hand einen Filzschreiber. Entscheide dich für verschiedene Farben und zeichne irgendetwas, z.B.:

- eine Blume,
- ein Gesicht,
- ein Tier,
- ein Haus,
- ein Auto.

Beachte dabei bitte folgende Regel: Bewege beide Hände gleichzeitig. Du darfst nicht abwechselnd mit der linken und der rechten Hand malen.

Du kannst zwischen verschiedenen Techniken wählen:

1. Du bewegst die Filzschreiber parallel, also nebeneinander, sodass sie beide in derselben Richtung über das Papier gleiten.
2. Du lässt den einen Filzschreiber auf der einen Seite deiner Figur arbeiten und den anderen Filzschreiber auf der gegenüberliegenden Seite. Irgendwo treffen sie sich dann vielleicht.
3. Du kannst beide Filzschreiber gleichzeitig völlig unabhängig voneinander zeichnen lassen.
   Du kannst die drei Verfahren auch kombinieren. (10 Min.)

Auswertung

- Wie schwierig war es, auf diese Weise zu malen?
- Wie fühlt es sich an, eine ungewohnte Maltechnik zu benutzen?
- Wie neugierig bin ich – riskiere ich oft neue Erfahrungen, neue Wege, neue Methoden?
- Wie mischen sich in meinem Leben Bekanntes und Unbekanntes?

Die Teekanne

Am Anfang des Lebens haben wir viele Wünsche. Anders als die Erwachsenen führen wir ein Leben in Abhängigkeit und den damit verbundenen Frustrationen. In dieser Lebensphase ist uns relativ deutlich bewusst, was wir vermissen, was wir uns wünschen, was wir gern hätten. Aber Wünsche sind nicht nur ein Hinweis auf mangelnde Reife, Wünsche gehören zu den großen Motivatoren und sie sind eng verbunden mit unserem persönlichen Wertesystem, das in Kindheit und Jugendzeit langsam entsteht.

In dieser Übung geleiten wir die Teilnehmer auf eine beiläufige und wenig bedrohliche Weise in den Bereich ihrer Wünsche und Hoffnungen.

Material: Zeichenpapier, Filzschreiber, Ölkreiden, Pastellstifte

Anleitung

Stell dir vor, dass du am Boden sitzt und vor dir steht eine schöne Teekanne mit frisch aufgebrühtem Tee. Du schenkst dir eine Tasse Tee ein und genießt das Aroma, das mit dem heißen Dampf aufsteigt. Und wenn du ein paar Schlückchen von diesem magischen Tee genossen hast, weißt du, dass es dir jetzt besser geht, du bist ruhiger, entspannter und kreativer. Das kommt dir bei der nächsten Übung zugute: Du sollst nämlich eine Teekanne zeichnen, wie sie im Märchen vorkommt. Aus ihr fließt kein Tee, sondern etwas anderes Wertvolles. Bitte zeig in deinem Bild, was aus deiner magischen Teekanne herausfließt. Lass es etwas sein, was dir ein gutes Gefühl gibt, etwas, was zu deinem Glück beiträgt und was dein Herz in irgendeiner Weise wärmt. (5-10 Min.)

Das Fragezeichen

Kleine Kinder nerven die Erwachsenen häufig, indem sie viele Fragen stellen. Leider nimmt die Häufigkeit der Fragen im Laufe der Zeit ab, weil Kinder und Jugendliche von den Antworten der Erwachsenen mehr und mehr enttäuscht sind. Auf diese Weise verlieren sie viel von ihrer kreativen Neugier.

Material: Zeichenpapier, Ölkreiden, Filzstifte, Buntstifte, Pastellstifte

Anleitung

Überlege dir eine Frage, deren Beantwortung dir wichtig ist. Zeichne nun ein großes Fragezeichen und gestalte es so, dass es zu der Frage passt, um die es in deinem Bild geht. Zeichne dann zu dem Fragezeichen eine Person, die die Antwort auf eine wichtige Frage sucht. Du kannst jedoch auch die Frage in deinem Bild unterbringen, aber bitte nicht in Worten, sondern symbolisch. (15 Min.)

Auswertung

- Wie schwierig ist die Frage, um die es hier geht?
- Gestatte ich mir auch, Fragen zu stellen, die schwer zu beantworten sind?
- Was macht mir Sorgen?
- Auf welchem Gebiet bin ich im Moment kreativ tätig?

Ein Heiligenschein

Wir neigen dazu, eine kleine Zahl von Personen auf einen Sockel zu stellen und besonders zu verehren. Manchmal handelt es sich um geliebte und geschätzte Mitglieder unserer Familie, manchmal um Vorbilder und «Helden», Idole und Leitfiguren, denen wir in irgendeiner Weise nacheifern möchten.

In der religiösen Malerei des Mittelalters entstand die Vorstellung vom Heiligenschein. Heilige, Propheten oder Märtyrer wurden in Fresken, auf Altarbildern und Ikonen mit einem goldenen Strahlenkranz oder Heiligenschein dargestellt. So konnte jeder sehen, dass die Person dem Himmel nahesteht und Verehrung verdient.

Das Bedürfnis, einzelne Personen zu verehren und mit einem psychologischen Heiligenschein auszustatten, ist auch heute ungebrochen. Allerdings sorgen die Medien dafür, dass diese Menschen sehr genau beobachtet werden. Vielen wird nachträglich der Heiligenschein wieder entzogen. Auch das ist ein psychologisches Gesetz. Wir haben genauso das Bedürfnis, unsere Helden zu entlarven und in die Niederungen der Gewöhnlichkeit zu stürzen.

Grundsätzlich ist eine Art Heldenverehrung jedoch wichtig und für den Zusammenhalt der Gemeinschaft förderlich. Und wir können lernen, auch Helden mit kleinen Fehlern zu verehren. Dann werden unsere Helden uns ein bisschen ähnlich. Und das ist gut so.

Material: Zeichenpapier, Filzschreiber, Pastellstifte, Buntstifte

Anleitung

Bitte nimm dir ein Blatt Papier und zeichne einen schönen Heiligenschein oder einen Strahlenkranz. Und entscheide dich dann für eine Person, die von dir sehr geschätzt wird und male sie darunter. Das kann z.B. sein:

- ein Freund/eine Freundin,
- ein Verwandter/eine Verwandte,
- ein Lehrer/eine Lehrerin,
- ein Künstler/eine Künstlerin,
- ein Politiker/eine Politikerin,
- ein Mensch aus Geschichte oder Literatur,
- ein Gruppenmitglied. (15 Min.)

Auswertung

- Welche Eigenschaften muss jemand besitzen, um solche Verehrung zu verdienen?
- Welche Werte versuchst du selbst in deinem Leben zu verwirklichen?
- Welches sind deine eigenen positiven Eigenschaften?
- Welche Eigenschaften schätzt du an einem Freund besonders?
- Gibt es jemanden, der dich verehrt?
- Möchtest du später einmal verehrt werden?

Selbsterkenntnis

Die Aufforderung der antiken Psychologie «Erkenne dich selbst!», ist in letzter Zeit bei uns wieder populär geworden. Von Zeit zu Zeit tauchen Ratgeber auf, die uns dabei helfen sollen. Dieser Versuch, uns selbst zu erkennen, ist durchaus nützlich, allerdings vor allem dann, wenn wir uns darauf einstellen, viele verschiedene Antworten zu erhalten. Dagegen ist es irreführend, wenn wir uns Sicherheit über unsere Identität verschaffen wollen, indem wir uns in irgendeine der vielen psychologischen Typenlehren einordnen. Wir müssen damit leben, dass wir im Laufe der Zeit viele verschiedene Gesichter zeigen und dass unsere Suche nach einem Kern unserer Persönlichkeit vergeblich bleiben wird. Dagegen ist es lehrreich und unterhaltsam, wenn wir die Facetten unserer Persönlichkeit betrachten, wie in der folgenden Übung.

Material: Zeichenpapier, Filzschreiber, Buntstifte, Ölkreiden

Anleitung

Nimm dir ein Blatt Papier und zeichne irgendein Objekt, einen Gebrauchsgegenstand, etwas, was von Menschen hergestellt wurde. Entscheide dich für etwas, das dich, deine Qualitäten, deine Vorlieben, deinen Charakter auf eine gewisse Weise symbolisiert. Das kann ein Gegenstand sein, den du im Haushalt findest, es kann etwas sein, was in der Werkstatt eines Handwerkers oder in der Praxis eines Arztes vorkommt. (10 Min.)

Betrachte dein Bild nun und gib ihm einen passenden Titel.

Auswertung

Hier kann es reizvoll sein, jeweils ein Bild zu zeigen und die Gruppe raten zu lassen, wer das Bild gezeichnet hat.

Kapitel 2
Identität

In diesem Kapitel geht es im weitesten Sinne um die Persönlichkeitsentwicklung der Jugendlichen. Dafür gibt es kein Schulfach und der Prozess der Charakterentwicklung ist im Wesentlichen nicht vorherzusagen. Manchmal gibt es zum Glück Lehrer, Sporttrainer oder Ausbilder, die bereit sind, die Rolle eines Mentors oder eines Coaches zu übernehmen und die jungen Menschen helfen, sinnvolle Ziele zu entwickeln, Krisen zu meistern und aus besonderen Belastungen gestärkt hervorzugehen.

Eine Reihe von Jugendlichen findet auch den Weg in die Therapie und holt sich dort Unterstützung.

Kunsttherapeutische Methoden können in der Persönlichkeitsentwicklung von Jugendlichen eine wichtige Rolle spielen, denn sie geben ihnen Gelegenheit, auf eine wenig bedrohliche Weise ihre Gedanken, Gefühle, Sorgen, Probleme, Wünsche, Hoffnungen, Träume und Sehnsüchte auszudrücken. Gleichzeitig ist die Kunsttherapie ein Medium, das besonders geeignet ist, unbewusste und bewusste Themen, Einstellungen und Wertvorstellungen darzustellen. Das Zeichnen gibt dem Einzelnen einen kreativen Spielraum und eine große Freiheit, seine innere und äußere Welt zu zeigen, und das auf eine Art und Weise, die er/sie selbst bestimmt. Der Prozess der bildlichen Darstellung gibt darüber hinaus die Möglichkeit, diese beiden Welten in einem künstlerischen Dialog miteinander zu verbinden.

Von großem Vorteil ist außerdem, dass es in der Kunsttherapie keine Standards, Urteile oder sonstige Vorschriften gibt. Die Jugendlichen werden darüber informiert, dass jede Art der Darstellung, jedes Bild vollkommen akzeptabel und gut genug ist. Jeder hat die Freiheit, seine Darstellung nach Lust und Laune zu gestalten – durch Strichmännchen, Linien, Farben, Formen, symbolisch oder realistisch und in jeder beliebigen Kombination. Die Übungen und Malaufgaben gewährleisten eine gewisse Struktur, aber die Teilnehmer sind frei, diese Vorschläge zu befolgen oder sie abzuändern. Dabei können wir davon ausgehen, dass die meisten Teilnehmer es zu Beginn leichter finden, mit strukturierten Aufgaben zu arbeiten. Die Aufgaben sind in der Regel so formuliert, dass die Teilnehmer selbst entscheiden können, was sie aus einer Anregung machen wollen. Oft sind die Jugendlichen selbst überrascht von ihren eigenen Einfällen.

Im zweiten Teil einer Arbeitseinheit wird in der Regel eine Auswertung erfolgen. Die Teilnehmer haben dann Gelegenheit, ihre Arbeiten zu betrachten, zu analysieren und sich damit auseinanderzusetzen. Dann ist auch Gelegenheit für Interaktionen in der Gruppe und für Feedback von den anderen. In der Auswertungsphase können die Teilnehmer über die Symbolik ihrer Zeichnung reflektieren, über die Gestaltung und die gewählten Farben und sie können ihre Gedanken dazu frei mitteilen. Dabei werden auch Gedanken geäußert, die sonst nie zur Sprache gekommen wären.

Das vorliegende Material hat den großen Vorteil, dass es so konkret und stabil ist, dass die Teilnehmer in aller Ruhe darüber nachdenken können. Und sie können auch später darauf zurückkommen. Aus einer Reihe von Bildern kann im Laufe der Zeit ein Panorama von Gefühlen, Problemen, Themen und Lösungen werden, die insgesamt darauf hindeuten, wie schöpferisch und weise der einzelne Teilnehmer ist. Die Bilder zeigen, dass sich hier eine Persönlichkeit entwickelt, deren emotionale, intellektuelle und soziale Kompetenz Schritt für Schritt wächst.

Menschen in meinem Leben

Am Ende der Kindheit wenden wir uns mehr nach außen, benötigen jedoch immer noch die Sicherheit der Familie. Wir schließen Freundschaften mit Gleichaltrigen und erleben die uns umgebenden Autoritäten auf eine neue Weise. Wir sehen genauer hin und versuchen herauszufinden, wie glaubwürdig die Erwachsenen sind und wie weit wir ihnen vertrauen dürfen. Außerdem verfolgen wir zwei Ziele, die gleich bedeutsam sind:

- Wir versuchen, unabhängig zu werden von der Meinung anderer und streben danach, unser Leben mehr und mehr in den Griff zu bekommen.
- Wir sehnen uns nach Anerkennung und vielleicht auch nach Bewunderung und ahnen, dass auch die neuen Beziehungen, die wir eingehen, mit Abhängigkeit verbunden sind, allerdings auf einem höheren Niveau.

In allen unseren Beziehungen müssen wir immer wieder mit Schwierigkeiten und Enttäuschungen zurechtkommen. Manche sind problematisch, andere sind positiv und bringen uns weiter. Beziehungen entstehen und enden überraschend und wir müssen lernen, dass auch unsere besten Freunde und Vorbilder Schwächen und Schattenseiten haben.

Material: Zeichenpapier, Filzschreiber, Wachsmalstifte

Anleitung

Denk einen Augenblick darüber nach, wer die wichtigen Menschen in deinem Leben sind. Bemerke, dass einige dieser Beziehungen im Augenblick positiv verlaufen und dass es bei anderen Schwankungen in den Gefühlen gibt. Wahrscheinlich hast du schon herausgefunden, dass jede Beziehung irgendwann Anstrengung erfordert, damit sie weiter funktionieren kann.

Male ein Bild von einem Menschen, der für dich so wichtig ist, dass du den Wunsch hast, die Beziehung zu ihm zu verbessern. (15 Min.)

Auswertung

- Wie sehe ich mein Leben?
- Wie ist das Verhältnis zwischen befriedigenden und unbefriedigenden Beziehungen in meinem Leben?

- Warum werden wir auch von problematischen Beziehungen angezogen?
- Welche Beziehungen sollte ich beenden?
- Nach welcher Beziehung habe ich Sehnsucht?
- Welche Schritte sind notwendig, um eine gute Beziehung zu entwickeln, die mir Glück schenkt und mich etwas lernen lässt?
- Wer sollte sich ändern, wenn es in einer Beziehung Schwierigkeiten gibt, ich oder die andere Person?
- Was geschieht, wenn wir einen anderen Menschen ändern wollen?

Leer oder erfüllt

Im Leben von vielen Jugendlichen gibt es Zeiten, in denen sie unter einer depressiven Stimmung leiden. Sie fühlen sich in der Gegenwart unglücklich und schätzen auch die Zukunft pessimistisch ein. Oft ist obendrein der Blick auf das bisherige Leben negativ getönt.

Ein erster Schritt aus der Depression kann darin bestehen, die augenblickliche Stimmung der Hilflosigkeit auszudrücken, ihr einen Namen zu geben und Bundesgenossen zu finden, denen es genauso geht. Ein zweiter Schritt ist dann die Absichtserklärung: «Ich will aus dieser Negativität herauskommen.»

Material: Zeichenpapier, Filzschreiber, Pastellstifte, Wachsmalstifte

Anleitung

Manchmal haben wir den Eindruck, auf der Schattenseite des Lebens zu stehen. Manchmal geht es uns so gut, dass es uns schon unheimlich vorkommt, sodass wir uns sagen: «Das wird bestimmt nicht lange so weitergehen.»

Der Wechsel von Licht und Schatten im Leben ist nicht nur für Jugendliche eine Herausforderung. Auch Erwachsene müssen mit diesem Rhythmus leben.

Bitte nimm ein Blatt Zeichenpapier und zeichne darauf ein Bild von dir, das zeigt, dass du dich «leer» fühlst und glaubst, ein Leben im Schatten zu führen. Dann wende das Blatt und male auf die andere Seite ein Bild von dir, das dich auf der Sonnenseite des Lebens zeigt, erfüllt von positiven Gefühlen. Denk darüber nach, was es für dich bedeutet, dich «leer» oder «erfüllt» zu fühlen und bring das in deinem Bild zum Ausdruck. (15 Min.)

Auswertung

- Bin ich im Augenblick glücklich und zufrieden mit meinem Leben?
- Oder fühle ich mich leer, hoffnungslos und vom Leben enttäuscht?
- Was könnte ich tun, um eine optimistische Lebensperspektive zu entwickeln?
- Welchen Sinn kann ich im Augenblick in meinem Leben entdecken?

Die ideale Familie

Fast jeder hat ein Bild von einer idealen Familie im Kopf. Wir wissen ziemlich genau, welche Wünsche und Hoffnungen wir in Bezug auf eine Familie haben. Unsere tatsächliche Familie beurteilen wir mithilfe dieses idealen Bildes. Und wir haben das deutliche Gefühl, dass unsere Persönlichkeit von unserer Kindheitsfamilie geprägt ist. Das Thema «Familie» beschäftigt jeden von uns ein Leben lang und es ist wichtig, eine Balance zu finden zwischen persönlichem Glücksstreben und Mitgefühl bzw. Verständnis für die Menschen unserer Familie.

Material: Zeichenpapier, Wachsmalstifte, Filzschreiber, Pastellstifte

Anleitung

Nimm dir ein Blatt Papier und male ein Bild einer idealen Familie. Dieses Bild soll eine Familie zeigen, in der für dich alles stimmt und die dir alles bietet, was du für deine Entwicklung brauchst: Schutz, Anregung, Liebe, Geborgenheit, Zuverlässigkeit, Mitgefühl, Anteilnahme, Vertrauen, Ehrlichkeit, Toleranz…

Denk auch darüber nach, wo diese Familie leben sollte, wie viele Kinder es gibt, wie alt die Familienmitglieder sein sollen, wie sie aussehen und welche Berufe sie ausüben. (20 Min.)

Nun betrachte dein Bild aus größerem Abstand und finde einen Titel dafür. Notiere ihn auf deinem Blatt.

Auswertung

- Welche Ähnlichkeiten und Unterschiede gibt es zwischen meiner idealen und meiner tatsächlichen Familie?
- Wie wird in meiner Familie kommuniziert?
- Wie sind meine Beziehungen zu den einzelnen Familienmitgliedern?
- Welche Rolle habe ich in meiner Familie?
- Was könnte ich tun, damit meine Familie besser funktioniert?

Veränderungen

Die Selbsthilfeliteratur kultiviert den Mythos, dass alles veränderbar ist und dass alle Probleme zu lösen sind. Dieser Gedanke setzt uns erheblich unter Druck, weil wir schnell feststellen, dass unsere Möglichkeiten begrenzt sind. Nach und nach sehen wir ein, dass es Dinge gibt, die wir ändern können und anderes, was wir nicht ändern können.

Noch problematischer sind meine Veränderungswünsche, was andere Menschen betrifft. Immer wieder ertappen wir uns dabei, dass wir jemanden kritisieren und direkt oder indirekt von ihm verlangen, sich zu ändern. Mit dieser Vorstellung schaffen wir uns eine Menge vermeidbarer Probleme.

Daneben sind wir gezwungen, uns auf die Veränderungen einzustellen, die von außen kommen. Veränderungen durch Ökonomie, Politik, Technik, Ökologie, Bevölkerungsentwicklung, Globalisierung usw. Soziale Veränderungen zwingen uns zu persönlichen Veränderungen, die nicht nur Freude und Optimismus hervorrufen, sondern ebenso Angst und Sorge. Davon sind auch Kinder und Jugendliche betroffen. Sie müssen eine spezielle Kompetenz für Veränderungen entwickeln. Viele Jugendliche haben das Gefühl, dass es viele Dinge in ihrem Leben gibt, auf die sie keinen Einfluss haben. Darum fühlen sie sich hilflos. Es ist daher besonders wichtig, dass sie entdecken, wie viel Potenzial in ihnen steckt.

Material: Zeichenpapier, Filzschreiber, Ölkreiden, Buntstifte

Anleitung

Bitte nimm dir ein Blatt Papier und zeichne auf die vordere Seite alles, was du in deinem Leben nicht verändern kannst, womit du dich arrangieren musst, ob es dir nun gefällt oder nicht (dazu gehören z.B. dein Alter, dein Geschlecht, deine Augenfarbe, deine Eltern, deine Gene).

Dann wende das Blatt und zeichne auf die andere Seite die Dinge, auf die du Einfluss hast, wie z.B. Berufsziele, Studienfächer, Freunde, Lebensziele, sportliche Aktivitäten, Wertvorstellungen, Charakterstärken. (20 Min.)

Auswertung

- Mit welchen Gedanken und Verhaltensweisen schränke ich meine Entwicklungsfähigkeit ein?
- Was fällt mir schwer zu akzeptieren?
- Fällt es mir schwer, dankbar für die guten Dinge im Leben zu sein?
- Was könnte ich tun, um mich aktiver und kompetenter zu fühlen?
- Welches sind meine wichtigsten Charakterstärken?

Was ich unbedingt brauche

Wir leben in einer Konsumgesellschaft. Ständig werden uns materielle Güter und Dienstleistungen angeboten, natürlich gegen Bezahlung. Vieles davon brauchen wir nicht und das meiste davon könnten wir auch nicht bezahlen. Jugendliche müssen lernen, den Sirenengesängen der Werbeindustrie zu misstrauen und kritisch zu prüfen, was sie tatsächlich im Leben benötigen.

Material: Zeichenpapier, Buntstifte, Filzschreiber, Pastellstifte

Anleitung

Nimm dir ein Blatt Papier und zeichne fünf Dinge, ohne die du nicht leben kannst oder leben willst. Das können materielle Dinge sein, aber auch Personen, Orte, Gefühle und Konzepte (z.B. Freiheit, Gleichheit, Bildung). (15 Min.)

Auswertung

- Was ist mir von den fünf Dingen am wichtigsten?
- Fällt es mir leicht, Wichtiges von Unwichtigem zu unterscheiden?
- Welches sind meine drei wichtigsten Bedürfnisse?
- Welches sind meine beiden wichtigsten Ziele?
- Welche meiner Qualitäten soll einmal auf meinem Grabstein stehen?

Widerstandskraft

Es gibt das Sprichwort: «Was mich nicht umbringt, macht mich stärker». Aber nicht jede Krise führt automatisch zu erhöhter Lebenskraft. Manchmal belasten uns alte Verletzungen für lange Zeit. Es kann hilfreich sein, wenn wir uns an unsere schlimmsten Krisen erinnern und zum Ausdruck bringen, was wir dabei empfunden und dadurch gelernt haben. Krisen und Katastrophen bieten uns die Chance, dass wir etwas aus ihnen gewinnen. In solchen Belastungen kann sich eine persönliche Stärke zeigen, nämlich unsere Widerstandskraft. Auf diese können wir zu Recht stolz sein.

In dieser Übung gehen wir vorsichtig an das Thema Trauma und Überleben heran. In der Auswertung ermutigen wir die Teilnehmer, ihre Widerstandskraft, Willensstärke und ihr Überlebenstalent zu untersuchen.

Material: Zeichenpapier, Buntstifte, Filzschreiber, Ölkreiden

Anleitung

Nimm dir ein Blatt Papier und zeichne irgendeine Person, die eine schwere Krise, einen Unfall, eine Krankheit, ein großes Unglück oder eine Naturkatastrophe überlebt hat. (Wenn du willst, kannst du dich auch selbst zeichnen.)

Dann schreib zu deinem Bild fünf Gründe, weshalb es sich für die Person lohnt, weiterzuleben. Danach wende das Blatt und schreibe fünf Eigenschaften und Charakterstärken auf, die der Person geholfen haben, zu überleben und die Krise zu überstehen. (20 Min.)

(Die Teilnehmer kommen zu zweit zusammen, tauschen ihre Bilder aus und unterhalten sich zehn Minuten darüber. Danach wieder Plenum.)

Auswertung

- Wie viel Energie und Widerstandskraft besitze ich?
- Kann ich meine Überlebensfähigkeiten trainieren?
- Wie mutig bin ich?
- Wie flexibel und kreativ bin ich, um mit Schwierigkeiten in meinem Leben zurechtzukommen?
- Was ist das Wichtigste, was ich durch eine Krise gelernt habe?

Das Unbekannte

In jeder Altersstufe werden wir mit Unbekanntem konfrontiert. Wir wissen nicht, was von außen auf uns zukommt, mit welchen sozialen oder technologischen Veränderungen wir uns arrangieren müssen. Wir können nicht sagen, wie sich unsere Freunde und unsere Familienmitglieder verändern und wir können noch nicht einmal sagen, wie wir selbst uns verändern werden. Bis zu einem gewissen Maße haben wir jedoch Einfluss darauf, mit welcher Einstellung wir dem Unbekannten begegnen. Am besten ist eine optimistische Haltung mit drei Eckpunkten:

- Die Welt meint es gut mit mir.
- Schwierigkeiten und Krisen bedeuten nicht, dass ich bestraft werden soll oder minderwertig bin.
- Ich kann aus allen Situationen lernen, auch Leid und Schmerzen hindern mich nicht daran, das Leben zu lieben.

Eine solche abgeklärte Haltung müssen wir uns im Laufe unseres Lebens erarbeiten. Wir werden nicht damit geboren.

Material: Schreibpapier, Filzschreiber, Buntstifte, Ölkreiden

Anleitung

Nimm dir ein Blatt Papier und halte deine Zeichenutensilien bereit.

Stell dir vor, dass du nachts durch einen dir fremden Wald gehst. Du bist allein und noch nie in dieser Gegend gewesen. Was fühlst du? Was siehst du? Was hörst du? Was berührst du und was erlebst du?...

Bitte zeichne auf die Vorderseite deines Blattes, was hinter dir ist und auf die Rückseite zeichne bitte, was vor dir liegt. Du kannst in deinem Bild unterbringen, was immer dir einfällt. (10 Min.)

Auswertung

- Was erwarte ich von der Zukunft?
- Was hat mir die Vergangenheit gebracht?
- Wie gut war ich in der Vergangenheit Herausforderungen gewachsen und wie kompetent kann ich meine Gegenwart meistern?
- Wie steht es um meine Fähigkeit, mit Schwierigkeiten und neuen Situationen umzugehen?

Verlieren und finden

In unserem Leben finden immer wieder Veränderungen statt. Wir müssen uns darauf einstellen, dass wir Verluste erleben und dass vieles zu Ende geht. Aber wir können damit rechnen, dass für jeden Verlust auch ein neuer Gewinn winkt. Wichtig ist, dass wir unseren Verlusten nicht endlos nachtrauern und uns beim Schicksal darüber beklagen. Sonst können wir die positiven Angebote des Lebens nicht erkennen. Mit geschlossenen Händen kann man nichts Neues ergreifen.

Also lautet die entscheidende Frage: Bin ich bereit, den natürlichen Rhythmus des Lebens anzuerkennen?

Material: Schreibpapier, Filzschreiber, Buntstifte, Ölkreiden

Anleitung

Bitte nimm dir ein Blatt Papier und zeichne auf die Vorderseite etwas, was du im Leben verloren hast. Auf die andere Seite des Blattes zeichne bitte etwas, was du im Leben gefunden hast.

Zwei Beispiele: Vielleicht hast du eine Prüfung nicht bestanden, aber du hast einen Freund gefunden, mit dem du dich auf Prüfungen vorbereiten kannst. Oder: Durch den Umzug deiner Familie hast du deine alten Freunde verloren. Dafür hast du jetzt eine neue, wunderbare Freundin. (10 Min.)

Wer bin ich?

Auf diese Frage gibt es immer neue Antworten, abhängig von unserem Alter, unseren Lebensumständen und unserer augenblicklichen Situation.

Auf dem Weg zum Erwachsenen lernen wir, dass es wohltuend ist, unser Selbstbild mit Entschiedenheit und Selbstachtung zu zeichnen. Wir sollten darauf verzichten, ein einziges «richtiges» Bild von uns zu suchen. Unsere Persönlichkeit, unsere Seele, unser Selbst bleiben ein Geheimnis.

Material: Zeichenpapier, Buntstifte, Filzschreiber, Ölkreiden

Anleitung

Zeichne eine Antwort auf die Frage: Wer bin ich?

Vermutlich kannst du darauf mehrere Antworten geben und du kannst frei entscheiden, in welchem Stil du dich ausdrücken möchtest:

- realistisch,
- abstrakt,
- symbolisch,
- als Cartoon etc.

Gib einen Einblick in deine Persönlichkeit, in deine Interessen, in deine Kompetenzen. Behalte einen Rest Rätsel und Geheimnis für dich. (15 Min.)

Gefühle und Charakterstärken

Unsere Gefühle hängen in hohem Maße davon ab, was wir denken. Ob wir uns von jemandem angezogen oder abgestoßen fühlen, wird beeinflusst durch unsere Einschätzung der Persönlichkeit des anderen. Jeder hat Kriterien, die für ihn besonders entscheidend sind, z.B.:

- Neugier,
- Perfektionismus,
- Genussfähigkeit,
- Zuverlässigkeit,
- Freundlichkeit,
- Empathie,
- Großzügigkeit,
- Ehrlichkeit usw.

Wenn wir auf die Persönlichkeitsmerkmale der anderen achten, dann stellt sich die wichtige Frage: Wie ausgeprägt sind diese Werte in meiner eigenen Persönlichkeit und was kann ich tun, damit sich meine Möglichkeiten und Kompetenzen entfalten?

Material: Zeichenpapier, Buntstifte, Ölkreiden, Filzschreiber

Anleitung

Nimm ein Blatt Papier quer und falte es zwei Mal, sodass du drei gleich große Flächen zum Malen bekommst.

In das erste Drittel zeichne bitte einen Menschen, für den du in der Vergangenheit positive Gefühle hattest und den du auch heute noch schätzt.

In das zweite Drittel zeichne jemanden, für den du in der Vergangenheit neutrale Gefühle hattest und für den du auch in der Gegenwart neutrale Empfindungen hast.

In das letzte Drittel zeichne bitte jemanden, für den du in der Vergangenheit negative Empfindungen hattest und den du auch heute noch überwiegend negativ siehst. (15 Min.)

Nimm nun ein zweites Blatt Papier und zeichne jemanden, den du in der Vergangenheit als negativ empfunden hast und für den du jetzt positive Gefühle entwickelt hast. (5 Min.)

Auswertung

- Starke negative Gefühle können uns belasten und unsere Energie binden: Was können wir tun, um aus einem ablehnenden Gefühl eine freundliche Distanz zu machen?
- Was hältst du von der folgenden buddhistischen Empfehlung: «Halte dich an den mittleren Weg?»
- Wann brauchen wir starke Gefühle? Wann sind sie eher schädlich?

Mein bestes Selbst, mein dunkles Selbst

Wir alle haben Zeiten, in denen wir uns eher positiv erleben und Zeiten, in denen wir uns selbst vorwiegend negativ sehen, z.B.: Ich habe das Gefühl, dass ich viele Qualitäten, Kompetenzen und Potenziale zur Verfügung habe und einsetze. Oder: Ich leide unter meinen Schattenseiten, d.h. ich fühle mich abgeschnitten von meinen Qualitäten und bin vor allem damit beschäftigt, mich zu verteidigen oder meine Unzufriedenheit aggressiv auszudrücken.

Wenn ich überwiegend die Mängel meiner Persönlichkeit erlebe, neige ich zu Passivität und Hilflosigkeit. Ich brauche dann möglicherweise Hilfe, um aus dieser Situation herauszukommen.

Material: Zeichenpapier, Filzschreiber, Buntstifte, Ölkreiden

Anleitung

Nimm dir ein Blatt Papier und zeichne auf die Vorderseite ein Bild von dir, das deine Stärken, deine Begabungen, deine Erfolge, deine Talente und deine Verdienste zeigt, also alles, was auch andere an dir schätzen und respektieren können.

Dann wende dein Blatt bitte und zeichne ein zweites Bild von dir, das alle deine Schattenseiten betont, deine Schwächen, deine Versäumnisse, deine Missetaten, deine Charakterschwächen, deine Untugenden, also alles, was auch andere kritisch sehen würden. (15 Min.)

Auswertung

- Welches Bild habe ich im Augenblick von mir?
- Was erlebe ich stärker, meine Qualitäten oder meine Defizite?
- In welcher Situation habe ich zuletzt mein positives Ich erlebt?
- Wie kann ich aus einer depressiven Stimmung herauskommen?
- Welche Rolle spielen meine Freunde, meine Eltern, Geschwister, Lehrer?
- Von wem bekomme ich Anerkennung und Respekt?

Belastungen und Probleme

Viele Menschen haben heute das Gefühl, stark belastet zu sein, und zwar nicht nur Erwachsene, auch Kinder und Jugendliche. Gab es früher zu viel Arbeit, so gibt es heute scheinbar zu wenig und die Anforderungen an den Einzelnen scheinen gestiegen.

Material: Zeichenpapier, Buntstifte, Filzschreiber, Ölkreiden

Anleitung

Nimm dir ein Blatt Papier und zeichne ein Bild von dir, das zeigt, welche Bürden auf deinen Schultern lasten. Das können körperliche und emotionale Lasten sein, z.B. Probleme in der Schule, Konflikte mit den Eltern, die Betreuung eines kranken Familienmitglieds, Enttäuschungen in deinen Freundschaften, gesundheitliche Probleme.

Du kannst deine Bürden realistisch darstellen oder auch abstrakt durch Farben und Formen. (5 Min.)

Auswertung

- Welche Auswirkungen haben meine Belastungen auf mein Leben?
- Wie groß ist meine Gesamtbelastung?
- Wie stark sind meine Schultern?
- Wie groß sind meine Reserven?
- Was muss ich tun für ein besseres Belastungsmanagement?
- Wie sorge ich für physische und emotionale Erholung?

Innen oder außen

In unterschiedlichen Lebensabschnitten wechselt unser Bedürfnis zwischen Abenteuer und Sicherheit, Neugier und Überschaubarkeit, Nähe und Ferne, Routine und Revolution. Eine Gesellschaft benötigt Bürger, die diese Polaritäten in ihrem Leben integrieren können. Sie geben ihr Vitalität und Kreativität.

Material: Zeichenpapier, Filzschreiber, Buntstifte, Ölkreiden

Anleitung

Bitte nimm dir ein Blatt Papier und zeichne einen Kreis von ca. zwölf Zentimetern Durchmesser. Dann zeichne ein Bild von dir selbst bei irgendeiner Aktivität. Welchen Platz willst du dir geben, innerhalb oder außerhalb des Kreises? (10 Min.)

(Der Platz soll spontan gewählt werden, um zu einem aufschlussreichen Ergebnis zu kommen. Also keine Erklärungen des Gruppenleiters.)

Auswertung

- Was hat deine Entscheidung beeinflusst, dich im Kreis oder außerhalb darzustellen?
- Wie wichtig sind mir Schutz und Sicherheit?
- Wie sehr brauche ich Unabhängigkeit und Abenteuer?
- Wie viel Energie steht mir zurzeit zur Verfügung?
- Wie viel Zeit verwende ich für Arbeit und Lernen, für Sport, für Freundschaften und Familie, für Hobbys, für Erholung?
- Verläuft mein Leben zurzeit eher konzentrativ oder eher expressiv?

Die Tür öffnen

Die eigenen Möglichkeiten, die eigenen Werte und Ziele spielen für die Jugendlichen eine wichtige Rolle. Die Tür ist ein passendes Symbol für die Situation, Außenseiter zu sein, Gast zu sein, Schüler zu sein, Kind zu sein etc., d.h. in einer Phase der Entwicklung zu leben.

Zum Öffnen einer Tür brauchen wir Mut. Wir können nicht wissen, was uns dahinter erwartet. Manche Türen bleiben uns verschlossen, andere Türen öffnen sich überraschend, ohne dass wir die Klinke berühren müssen.

Material: Zeichenpapier, Filzschreiber, Ölkreiden, Buntstifte

Anleitung

Bitte zeichne eine Tür und alles, was deiner Meinung nach dazugehört. Zeichne auch jemanden, für den diese Tür wichtig ist. (15 Min.)

Auswertung

- Wo befindet sich die Tür?
- Wohin führt die Tür?
- Ist die Tür offen oder geschlossen?
- Ist sie groß oder klein?
- Wie alt ist Tür?
- Wie ist ihr Zustand und ihr Wert?
- Aus welchem Material ist sie?
- Was sagt das alles über meine Einstellung und Erwartung an das Leben?
- Was sagt das Bild über mein Selbstbewusstsein und meine Tatkraft?
- Was sagt das Bild schließlich über meine besonderen Charakterstärken?
- Wie fühle ich mich vor einer Tür?
- Wie fühle ich mich hinter einer Tür?
- Durch welche wichtige Tür bin ich schon hindurchgegangen?

Der Anker

Kinder, die am Anfang ihres Lebens gut verankert waren in der Zuverlässigkeit und Liebe der Eltern, können später leichter die Anker lichten und sich freier im Leben bewegen, weil sie über genügend Sicherheit und Vertrauen verfügen. Vernachlässigung, Traumatisierung und unsichere Elternbindung führen zu erhöhtem Sicherheitsbedürfnis und oft zu Kompensationen. Stabilität und Flexibilität sind wichtige Eckpunkte für die eigene Entfaltung.

Material: Zeichenpapier, Buntstifte, Ölkreiden, Filzschreiber

Anleitung

Nimm dir ein Blatt Papier und zeichne deinen Anker. Wenn du dir vorstellst, dass du ein Schiff bist, dann brauchst du einen Anker, wenn du nicht willst, dass du von der Strömung oder vom Wind weggetrieben wirst. Aber der Anker kann dich auch festhalten, er kann sich am Meeresboden verhaken und sich nur schwer hochziehen lassen. Zeichne deinen Anker und zeige in deinem Bild, welche Funktion er zurzeit für dich hat. (10 Min.)

Auswertung

- Welche Rolle spielt der Anker in meinem Leben?
- Um welche Art Anker handelt es sich?
- Wie viel Gewicht besitzt er?
- Was gewinne ich durch meinen Anker?
- Was verhindert mein Anker?
- Wie finde ich einen Anker in der richtigen Größe?
- Brauche ich einen stärkeren Anker oder einen leichteren?

Mein Panzer

Jeder von uns hat das Bedürfnis, die eigene Empfindlichkeit und Verletzlichkeit zu schützen. Wir fürchten uns, unsere empfindlichen Stellen zu zeigen, aus Angst, dass man uns wehtut. Zur Verteidigung und als Schutz dienen uns folgende Manöver:

- Humor und Ironie,
- Abgrenzung (wir kritisieren unsere Eltern, um ihrem Einfluss zu entkommen),
- Isolation (wir vermeiden Kontakt, um nicht im Stich gelassen oder kritisiert zu werden),
- Ersatzgefühle (wir sind aggressiv, um eine Verletzung zu kaschieren),
- Schweigen (wir ziehen uns zurück, um keinen Einblick in unsere Gefühle zu geben),
- Vermeidung (wir vermeiden den Kontakt mit bestimmten Menschen, um nicht von ihnen verletzt zu werden),
- Passivität (wir verhalten uns passiv, um die eigene Aggressivität zu verstecken),
- Omnipotenzgefühle (illusionäre Überlegenheit bewahrt uns vor Anerkennung unserer Schwächen),
- Somatisieren (körperliche Störungen lenken uns vom Gefühl der Einsamkeit, der Enttäuschung, der Depression ab).

Material: Zeichenpapier, Buntstifte, Filzstifte, Ölkreiden, Pastellstifte

Anleitung

(Beginnen Sie mit einer Diskussion, wie wir uns in unserer Kultur vor psychologischen Angriffen schützen. Das Ziel ist dabei immer, die eigene Selbstachtung zu bewahren, das persönliche Charisma zu schützen, Kritik zu vermeiden, Liebe zu bekommen usw.)

Bitte zeichne ein Bild, das deinen Panzer zeigt, mit dem du deine Verletzlichkeit schützt.

Wenn du willst, kannst du dein Bild als Kreis anlegen. Zeichne einen großen Kreis. Der Kreis symbolisiert deinen Panzer. Irgendwo in dem Kreis gibst du dir einen Platz und an der Peripherie des Kreises stellst du deine Mittel zur Selbstverteidigung dar. (15 Min.)

Auswertung

- Welche Ziele möchte ich durch meine Verteidigungsmaßnahmen erreichen?
- Wie stabil, wie undurchdringlich ist mein Panzer?
- Welchen Preis zahle ich für meinen Panzer?
- Welche Panzerungen sind auf den ersten Blick nicht als Verteidigungsmaßnahme zu erkennen?
- In welchen Situationen lege ich meinen Panzer ab?
- Warum macht ein schwerer Panzer müde?
- Wer darf hinter meinen Panzer schauen?

Meine Rolle in der Gruppe

Eine einfache Rollenanalyse kann dazu beitragen, das eigene Verhalten zu überprüfen und zu verändern. Das Ziel sollte immer darin bestehen, rigides Rollenverhalten abzulegen und soweit wie möglich zur Spontaneität des Kindes zurückzukehren.

Stereotypes Rollenverhalten ist für viele attraktiv, weil es Sicherheit gewährt und die Angst vor unerwarteten Reaktionen verringert. Andererseits führen feste Rollen dazu, dass wir uns selbst und andere auf einzelne Aspekte reduzieren. Solche festen Rollenbilder abzulegen, ist nicht einfach. So ist es für einen Klassenclown schwierig, sich von diesem Stereotyp zu befreien. Vor allem Personen des öffentlichen Lebens, Schauspieler und Schriftsteller leiden darunter, wenn sie vom Publikum mit einer spezifischen Rolle identifiziert werden. Feste Rollen machen das Leben übersichtlicher und einfacher, aber nur für eine kurze Zeit!

Material: Zeichenpapier, Filzschreiber, Ölkreiden, Buntstifte

Anleitung

Zeichne ein Bild, das zeigt, welche Rolle du in dieser Gruppe spielst. Zeige z.B. ob du eine der folgenden Rollen übernommen hast:

- Anführer/Anführerin
- Mutter/Vater
- Spaßvogel
- Krankenschwester
- Schamane/Philosoph
- Verführer/Verführerin
- Hexe
- Teufel
- Priester/Mönch/Nonne
- kleines Kind
- Schläger/Schlägerin
- Gangster
- Pfandleiher/Moneymaker

Du kannst auch ein Bild der ganzen Gruppe zeichnen und andeuten, an welcher Stelle du in unserem Kreise stehst. (15 Min.)

Auswertung

- Welche Rolle spiele ich z.B. in meiner Familie, im Sportverein oder in anderen Situationen?
- Wie lange habe ich meine Gruppenrolle schon inne?
- Ist das eine befriedigende Rolle?
- Möchte ich etwas an meiner Rolle ändern oder eine andere Rolle übernehmen?

Dankbarkeit

Wir haben zwei Möglichkeiten, das Leben zu betrachten. Wir können uns auf unsere Probleme und Frustrationen konzentrieren, wir können aber auch unsere Erfolge und die Geschenke bilanzieren, die wir vom Leben bekommen haben. Daraus ergeben sich zwei unterschiedliche Orientierungen: Pessimismus und Optimismus.

Meistens sind die Optimisten besser dran, weil ihr Leben abwechslungsreicher ist, weil sie mehr Zuwendung und Liebe bekommen und weil sie sich selbst nicht so streng behandeln. Bei den meisten von uns mischen sich im Alltag beide Lebenseinstellungen und wenn es gut geht, finden wir eine Balance zwischen den Extremen.

Material: Schreibpapier, Filzschreiber, Ölkreiden, Buntstifte

Anleitung

Wie oft konzentrierst du dich im Alltag auf deine Probleme und Frustrationen? Wie oft machst du dir selbst Vorwürfe und wie häufig gibst du anderen die Schuld an deinen Schwierigkeiten?

Denk bitte darüber nach, was alles positiv ist in deinem Leben und zeichne die Dinge, für die du dankbar bist. Du bist völlig frei in der Art und Weise, wie du dein Bild gestaltest. (10 Min.)

Auswertung

- Was wurde besonders häufig als positiv und beglückend genannt?
- Wie oft denke ich über das Positive in meinem Leben nach?
- Wie kann ich verhindern, dass ich zu lange auf meine Sorgen und Nöte starre?
- Macht es Sinn, dass ich dieses Bild in meinem Zimmer aufhänge, um meine Stimmung aufzuhellen?

Mein Zuhause

Im Elternhaus werden unsere Grundlagen geschaffen. Hier lernen wir, was Liebe bedeutet und was Arbeit ist. Leider fangen wir bald an zu vergleichen und beginnen, das Elternhaus und die eigenen Eltern zu kritisieren. Besser ist es, wenn wir Verständnis für unsere Eltern entwickeln, insbesondere für ihre Verletzungen, ihre Hürden und ihre Anstrengungen. Diese Einstellung dient auf Dauer unserer Selbstachtung.

Material: Zeitschriften, Fotos, Scheren, Klebstoff, Zeichenpapier oder -karton im Format DIN A3 und größer, farbiges Konstruktionspapier. Die Teilnehmer können Bilder und Fotos von Familienmitgliedern, von Haustieren, vom Mobiliar usw. mitbringen, wenn sie das möchten.

Anleitung

Zeichne über die gesamte Fläche des Blattes den Umriss einer Wohnung oder eines Hauses. Fertige dann eine Collage an, die zeigt, wie deine Lebenssituation zu Hause zurzeit ist. Was gefällt dir, worauf bist du stolz? Was bedeuten dir die Familienmitglieder?…

Für die Collage kannst du das mitgebrachte Material benutzen, aber du kannst auch Bilder aus den Zeitschriften ausschneiden, die ich mitgebracht habe. (20 Min.)

Auswertung

- Was macht mein Zuhause zu meiner «Heimat» ?
- Worauf bin ich stolz?
- Was gibt mir Energie?
- Welche Atmosphäre prägt mein Zuhause?
- Wofür bin ich dankbar?
- Was ist in meinem Elternhaus gefährlich oder schädlich?

Zum Lachen

Wenn wir lachen, entspannen wir uns und bestätigen uns indirekt, dass es in diesem Augenblick nichts gibt, was wir fürchten oder hassen müssen. Lachen ist eine Mischung aus Neugier, Erstaunen, Erleichterung, Versöhnung von Gegensätzen, Respekt vor dem Unordentlichen und Unvollkommenen im Leben. Lachen ist immer Zeichen einer konstruktiven Gruppenatmosphäre. Ein Sonderfall ist das Lachen aus Schadenfreude, das nur in sehr kleinen Dosierungen vorkommen darf.

Material: Papier im Format DIN A3 und größer, Zeitschriften, Scheren, Klebestifte, Filzschreiber und Bleistifte

Anleitung

Unser heutiges Thema ist das Lachen. Fertige dazu eine Collage an. Du kannst aus den Zeitschriften Bilder ausschneiden von Menschen, die lachen, oder andere Abbildungen, die du witzig, komisch oder humorvoll findest. Gib deiner Collage am Ende einen Titel. (15 Min.)

Auswertung

Dieses Thema führt die Teilnehmer auf eine zwanglose Weise zu positiven Gefühlen. Sie können sich Gedanken darüber machen, warum das Lachen für uns so gesund ist, physisch und emotional. Insbesondere können folgende Fragen beantwortet werden:

- Was bringt mich zum Lachen?
- Wann habe ich das letzte Mal gelacht?
- Welche Gefühle spüre ich beim Lachen?
- Bei welchem Film habe ich das letzte Mal gelacht?
- Welche Menschen in meinem Leben bringe ich zum Lachen?
- Wie kommt es, dass Lachen Stress und Angst vertreibt und positive Gefühle erzeugt?
- Wird in dieser Gruppe genug gelacht?
- Dürfen andere über mich lachen?
- Kann ich über mich selbst lachen?

Lebendige Interaktion

Soziale Beziehungen sind für uns alle sehr wichtig. Das Gefühl von Einsamkeit, insbesondere von unfreiwilliger Einsamkeit, unterminiert Wohlbefinden und Gesundheit. Konfliktreiche soziale Beziehungen sind eine Quelle von Frustration, Depression, Aggression und Unglück. Andererseits ist es wichtig, auch allein sein zu können. Alleinsein führt zu einer Begegnung mit der eigenen Seele.

Material: Papier im Format DIN A3 und größer, Zeitschriften, Scheren, Klebestifte, Filzschreiber und Buntstifte

Anleitung

Fertige bitte eine Collage an, die verschiedene Interaktionen zeigt. Suche Bilder aus den Zeitschriften heraus, in denen zwei oder mehr Personen miteinander eine Beziehung haben, verbal oder nonverbal, freundlich oder aggressiv, gelangweilt oder neugierig usw.

Gib deiner Collage am Ende einen Titel. (20 Min.)

Auswertung

- Wie schaffen es Menschen, aufeinander zuzugehen, um in Kontakt zu kommen?
- Wie entstehen Freundschaften?
- Wie entwickeln sich Liebesbeziehungen?
- Wie kommuniziere ich selbst mit anderen?
- Wie mache ich andere auf mich aufmerksam?
- Was kann ich in meine Beziehungen einbringen?
- Was macht mich für andere anziehend?
- Welches sind die Voraussetzungen für längere Beziehungen?

Meine geheime Stimme

Jeder hat eine geheime Stimme in sich, die etwas Wichtiges zu sagen hat. Aber aus Vorsicht, aus Rücksicht auf uns selbst und andere, erteilen wir dieser Stimme Redeverbot. So bleibt allzu lange verborgen, was diese Stimme mitteilen möchte –

- an Gefühlen,
- an Einfällen,
- an Feedback,
- an Wünschen,
- an Ablehnung,
- an Abgrenzung,
- an Warnungen,
- an Beobachtungen und Mutmaßungen.

Material: Zeitschriften, farbiges Konstruktionspapier, Scheren, Klebstoff, Filzschreiber

Anleitung

Hört ihr in der Regel auf eure innere Stimme und lasst euch von ihr leiten bei dem, was ihr tut und sagt? Oder legt ihr dieser inneren Stimme häufig einen Maulkorb an aus Furcht oder Rücksicht gegenüber eurer Umgebung?

Bitte blättert in den Zeitschriften und schneidet einzelne Wörter und Fotos aus, die das ausdrücken, was die geheime Stimme in euch sagen möchte. Nehmt euch einen Bogen farbigen Konstruktionskarton, der zu eurer Stimmung passt und klebt dann einzelne Wörter und Bilder darauf, die Botschaften eurer geheimen Stimme sein könnten. (15 Min.)

Auswertung

- Welche Verbote bestimmen meine Kommunikation?
- Was würde ich in Wirklichkeit gern sagen und mitteilen?
- Bei welchen Gedanken oder Gefühlen ist das Tabu besonders stark?
- Wann ist meine Selbstzensur besonders scharf – bei positiven oder bei negativen Gefühlen?
- Zensiere ich vor allem kritische oder liebevolle, bewundernde Worte?
- Was könnte das Redeverbot für die geheime Stimme nach Monaten, Jahren oder Jahrzehnten bewirken?

Was man nicht kaufen kann

Jeder von uns hat Wünsche, auf deren Erfüllung er lange warten muss. Manche Wünsche gehen irgendwann in Erfüllung, manche erfüllen sich nie. Darum gibt es das Zen-Sprichwort: «Wünsche dir, was du hast.» Wir können dieses Sprichwort etwas abwandeln und sagen: «Wünsche dir nur das, was du mit etwas Anstrengung und Glück auch erreichen oder bekommen kannst.» Weisheit ist es zu erkennen, was für uns erreichbar ist.

Material: weißes Zeichenpapier oder farbiger Konstruktionskarton, Filzschreiber, Scheren, Klebstoff, interessante Zeitschriften mit guten Fotos

Anleitung

Nimm dir einen großen Bogen Papier und zeichne den Umriss eines großen Korbs.

Blättre in den Zeitschriften und such dir Bilder von allem, was du in deinem Leben gern bekommen möchtest:

- Gegenstände,
- Menschen,
- Tiere,
- Gefühle,
- Ziele (wie z.B. ein Beruf, eine Familie, Hobbys, etc.).

Schneide diese Bilder aus und klebe sie an die passende Stelle in deinen Korb. (10 Min.)

Auswertung

- Wie viel habe ich in meinen Korb gepackt?
- Was ist mir am wichtigsten?
- Was sagt der Korb über meine Werte?
- Neige ich dazu, mir zu wenig zu wünschen oder zu viel?
- Wie wurde ich bisher vom Glück bzw. vom Schicksal behandelt?
- Lasse ich mich leicht entmutigen?
- Wie kann ich meine Aussichten auf Glück verbessern?

Die Kunst der Alchemie

Die Kunst des Lebens besteht darin, negative Erfahrungen, Gefühle und Erlebnisse in etwas Positives umzuwandeln. Wir neigen dazu, uns über Negatives zu beklagen und es zum Teufel zu wünschen. Aus unerfreulichen Erlebnissen können wir jedoch lernen, wir können davon Anstöße und Anregungen bekommen. Sie wecken unsere Widerstandskraft und stimulieren unseren Elan.

Material: Zeichenpapier, Ölkreiden, Wachsmalstifte, Filzschreiber

Anleitung

Zeichne ein negatives Bild und lass dich dabei von deiner Intuition leiten, ohne allzu viel nachzudenken. (5 Min.)

Und nun beginnt die Zauberei und die Arbeit des Künstlers. Wandle dieses negative Bild in ein positives Bild um. Du kannst dabei folgendermaßen vorgehen:

1..Füge dem negativen Bild etwas hinzu.
2..Schaffe ein neues Bild neben dem ersten negativen.
3..Entferne etwas aus dem ersten Bild. (5 Min.)

Auswertung

- Wie gut ist es mir gelungen, aus dem Negativen etwas Positives zu schaffen?
- Wie gut gelingt es mir, negative Gedanken oder Gefühle in etwas Positives umzuwandeln?
- Aus welchen negativen Ereignissen und Krisen in meinem Leben könnte ich etwas Positives gewinnen?

Eine missliche Lage

Viele Probleme lösen wir am besten Schritt für Schritt. Dazu brauchen wir vor allem Geduld, Optimismus und die Bereitschaft, ungünstige Entscheidungen zu korrigieren.

Material: Zeichenpapier, Ölkreiden, Wachsmalstifte, Filzschreiber

Anleitung

Bitte falte das Zeichenpapier zwei Mal, sodass vier Rechtecke entstehen.

Stell dir nun folgende Situation vor: Du bist mit deinem Auto unterwegs, gut gelaunt und ausgeruht. Plötzlich hast du eine Panne, auf einer Strecke durch kaum besiedeltes Gelände und mit extrem wenig Verkehr. Du bist vollkommen allein und es ist ungewiss, ob ein anderes Fahrzeug vorbeikommt. Dein Handy nützt dir nichts, weil es hier kein Netz gibt.

Die Sonne geht unter und es wird kalt.

Was tust du?

Zeichne deine Aktionen Schritt für Schritt in die vier vorbereiteten Felder. (10 Min.)

Auswertung

- Wie bin ich bei der Problemlösung vorgegangen?
- Welche Gefühle waren förderlich – welche waren hinderlich?
- Wie war es um meinen Optimismus bestellt?
- Habe ich einen Schutzengel?
- Was war das letzte komplizierte Problem, das ich gelöst habe?

Eine Träne von mir

Wir lernen in unserer Kultur, über Misserfolge, Schmerzen, Verletzungen und Trauer schnell hinwegzugehen, allzu schnell. Auf diese Weise verbrauchen wir wertvolle Energie, um unsere Tränen nicht zu zeigen, und Spuren des Kummers bleiben in uns zurück.

Material: Zeichenpapier, Ölkreiden, Wachsmalstifte, Filzschreiber

Anleitung

Zeichne eine große Träne, die fast den ganzen Papierbogen ausfüllt. Fülle nun die Träne mit Dingen in deinem Leben, die dir zurzeit Kummer machen bzw. die dir in der Vergangenheit Leid und Sorgen bereitet haben. (15 Min.)

Nimm dir ein zweites Blatt Papier und zeichne den Umriss eines Heißluftballons. Fülle den Transportkorb mit allen Dingen, die dir Hoffnung und Optimismus schenken. (15 Min.)

Auswertung

- Was mache ich, wenn ich traurig bin?
- Mit wem kann ich über meine Trauer sprechen?
- Wie lange brauche ich normalerweise, bis Gefühle der Trauer sich auflösen,
  1. wenn eine Freundschaft endet?
  2. wenn ein Familienmitglied stirbt?
  3. wenn ich Liebeskummer habe?
  4. wenn ich durch eine Prüfung falle?
  5. wenn meine Eltern sich trennen?
  6. wenn meine Schwester oder mein Bruder in eine andere Stadt zieht?

Eine Narbe ist geblieben

Verheilte Wunden hinterlassen Narben. Das gilt besonders für seelische Verletzungen. Diese Narben können uns bereichern und weise machen. Die Voraussetzung dafür ist, dass ich meine Verletzung kenne, dass ich mich damit auseinandergesetzt habe, dass ich weiß, was ich durch diese Verletzung lernen konnte.

Material: Zeichenpapier, Ölkreiden, Wachsmalstifte, Filzschreiber

Anleitung

Unser Körper hat sichtbare Narben und unsere Seele hat unsichtbare Narben.

Zeichne eine Narbe, die zu dir gehört, die mit deiner Persönlichkeit eng verbunden ist. Du kannst die Narbe zeichnen oder das Erlebnis oder die Situation, die zu der Verletzung geführt hat. (15 Min.)

Betrachte dein Bild und frage dich: Gibt es irgendetwas Positives, was die Verletzung in mein Leben gebracht hat?

Dreh nun dein Blatt um und notiere deine Gedanken auf der Rückseite.

Auswertung

- Welche dauerhaften Einschränkungen, Nachteile oder Belastungen hat meine Verletzung mit sich gebracht?
- Wie lange habe ich diese Narbe schon?
- Wie viel Zeit musste vergehen, bis aus der Verletzung eine Narbe wurde?
- Was hat zu der Heilung beigetragen?
- Welchen Gewinn hat die Narbe mir gebracht? Welche Belastungen?

Das beste Geschenk

Manchmal schauen wir zu sehr auf das Negative in unserem Leben. Wir versäumen dann Gelegenheiten zu genießen und uns zu freuen. Auch die Freude ist eine Kunst, die gelernt werden muss. Leider gewöhnen wir uns schnell daran, wenn uns etwas geschenkt wird. Darum ist es so wichtig, dass wir uns nicht nur über die großen Dinge freuen, sondern auch über das kleine Glück.

Material: Zeichenpapier, Ölkreiden, Buntstifte, Filzschreiber

Anleitung

Zeichne das schönste Geschenk, was du jemals bekommen hast. Das kann etwas sein, was man sehen, anfassen oder hören, riechen oder schmecken kann; es kann jedoch auch ein besonderes Erlebnis oder Ereignis sein, ein schöner Urlaub, Angelferien mit dem Vater, ein sportlicher Erfolg, eine Überraschungsparty etc. (5 Min.)

Auswertung

- Wie habe ich mich für dieses besondere Geschenk bedankt?
- Was habe ich in dieser Gruppe geschenkt bekommen?
- Welches Geschenk habe ich der Gruppe gemacht?

Der Vulkan

Zeitlebens müssen wir mit widersprüchlichen Gefühlen leben. Auf der einen Seite möchten wir anderen nahe sein, freundlich und liebevoll sein, kooperieren und helfen. Auf der anderen Seite haben wir das Bedürfnis, uns abzugrenzen, Forderungen zurückzuweisen, unseren Weg selbst zu bestimmen und Nein zu sagen.

Diese aggressive Seite brauchen wir nicht nur in unseren Beziehungen, sondern sie ist auch eine Voraussetzung für unsere Kreativität, für unseren Gestaltungswillen, für unsere Führungsqualitäten. Viele Menschen unterdrücken ihre aggressive Seite zu lange und zu stark, sodass sie Schwierigkeiten haben, ihre Aggressionen dosiert auszudrücken. Dann entsteht eine Art «Vulkan-Syndrom». Die Betreffenden können ihre Emotionen nicht mehr regulieren und die aggressive Energie entlädt sich unkontrolliert. Darum ist es schon für kleine Kinder wichtig zu lernen: Auch Ärger, Zorn und Wut sind Gefühle, die zu mir gehören. Sie haben eine wichtige Aufgabe. Ich muss lernen, diese starken Kräfte geschickt einzusetzen, um weder mir noch anderen zu schaden.

Material: Zeichenpapier, Buntstifte, Ölkreiden, Wachsmalstifte

Anleitung

Zeichne einen Vulkan so, wie es dir gerade einfällt. Wenn du willst, kannst du in deinem Bild auch die Umgebung des Vulkans zeigen. (5-10 Min.)

Auswertung

- Ist der Vulkan schon einmal ausgebrochen?
- Schläft der Vulkan im Augenblick oder steht eine Eruption bevor?
- Wie viel Energie hat dieser Vulkan, ist er groß oder klein, stark oder schwach?
- Was bewirkt der Vulkan an Positivem? Was an Negativem?
- Wie lange existiert dieser Vulkan schon?
- Kannst du für deinen Vulkan einen passenden Namen finden?
- Kennst du das von dir – glühend heiße Ausbrüche?
- Kannst du starke, negative Gefühle in kleinen Mengen kontrolliert einsetzen?

Sein Ziel treffen

Die Begeisterung für den Sport hängt auch damit zusammen, dass es hier klare Ziele gibt. Anstrengung und Leistung werden verhältnismäßig direkt belohnt.
Im Laufe ihrer Entwicklung müssen die Jugendlichen lernen, sich auf immer neue Ziele zu konzentrieren. Sie müssen bereit sein, hart zu trainieren. Sie müssen genügend Optimismus mobilisieren, um an einen Erfolg glauben zu können. Manche Ziele erfordern mehrere Anläufe. Hier sind jene Jugendlichen im Vorteil, die eine hohe Frustrationstoleranz mitbringen.

Material: Zeichenpapier, Ölkreiden, Wachsmalstifte, Buntstifte

Anleitung
Mach es dir auf deinem Platz bequem und schließ die Augen. Atme ein Mal langsam aus.

Stell dir vor, dass du auf einer großen Wiese bist und Bogenschießen trainierst. An einem großen Baum mit dickem Stamm und breiter Krone ist eine Zielscheibe angebracht.

Geh nun ein paar Schritte zurück und nimm Pfeil und Bogen in die Hand. Überleg dir irgendein Ziel, das du in der nächsten Zeit, in den nächsten Monaten oder den nächsten Jahren erreichen möchtest.

Du weißt, wie wichtig es ist, dass wir beim Bogenschießen innerlich ruhig sind und aufhören nachzudenken, sobald wir den Bogen spannen.

Atme jetzt ein Mal langsam aus. Mach deinen Kopf ganz leer und konzentriere dich vollständig auf das Zentrum der Scheibe und die Pfeilspitze.

Spanne den Bogen und richte die Pfeilspitze auf dein Ziel. Wenn Ziel und Pfeilspitze auf einer Linie liegen, kannst du den Pfeil abschießen…

Überzeuge dich nun, wo dein Pfeil gelandet ist. Hast du die Scheibe getroffen? Hat der Pfeil sein Ziel erreicht oder ist er irgendwo auf der Wiese zur Ruhe gekommen?…

Atme ein Mal kurz aus und öffne dann die Augen…

Nimm dir ein Blatt Papier und male einen großen Kreis, der von einer Seite des Blattes bis zur anderen reicht. Male dich beim Bogenschießen in den Kreis hinein. An den Rand des Kreises kannst du Menschen und Symbole malen, Ziele und Wünsche, die dir beim Malen einfallen.

Wenn dein Bild fertig ist, kannst du dir ein passendes Mantra einfallen lassen, einen kurzen Spruch, der dir hilft, zur Ruhe zu kommen und dich vollständig zu konzentrieren. (20 Min.)

Kapitel 3
Achtsamkeit

Achtsamkeit ist eine wichtige psychologische Haltung. Sie gestattet es uns, uns mit unseren Gefühlen, Gedanken, mit unserer gesamten Aufmerksamkeit auf den Augenblick zu konzentrieren. Diese Fokussierung auf die Gegenwart hat segensreiche Auswirkungen. Sie schenkt uns Ruhe. Sie schützt uns vor quälenden und zwanghaften Gedanken, vor Angst und Stress. Vergangenes Leid und zukünftige Gefahren spielen in unserem Bewusstsein dann keine Rolle.

Achtsamkeit kann jeder lernen. Dazu gehört die Kunst, Gedanken und Gefühle loslassen zu können und die Bereitschaft, Gedanken und Gefühle nicht zu be- oder zu verurteilen. Wir teilen dann die Welt nicht in Gut und Schlecht auf, sondern akzeptieren alle Schattierungen. Wenn uns diese Haltung gelingt, öffnen wir unsere Sinne. Unsere Kreativität kann aufblühen, wir entdecken unsere Stärken und alles, was uns einmalig macht.

Die Haltung der Achtsamkeit führt auch dazu, dass wir dankbar dafür sind, was uns das Leben schenkt und wir all das genießen dürfen.

In unserem Zusammenhang ist es wichtig festzustellen, dass die künstlerische Tätigkeit des Zeichnens und Malens, des Formens und Gestaltens dazu beiträgt, präsent zu sein und den Augenblick deutlich zu erleben. Zugleich führt der künstlerische Ausdruck zu einer Öffnung der Person und zu einer ganz neuen Fähigkeit, die Schönheit der Welt zu entdecken und zu genießen. Das sind wichtige therapeutische und pädagogische Ziele, die den Jugendlichen helfen, sich zu entfalten und produktiv zu sein.

Achtsamkeit abbilden

Achtsamkeit ist eine wesentliche Voraussetzung für die Meditation. Wenn wir lernen, uns rasch zu konzentrieren, fällt auch die Meditation sehr viel leichter. Der Prozess des Zeichnens und Malens ebnet den Weg zu Achtsamkeit und Präsenz.

Material: Zeichenpapier, Ölkreiden, Wachsmalstifte und Filzschreiber

Anleitung

Bitte schließ deine Augen und mach es dir auf deinem Platz bequem.

Atme ein Mal langsam aus und höre dann auf die Töne, die dein Ohr erreichen – z.B. der Gesang der Vögel, das Hupen von Autos, die Geräusche des Windes usw.

Konzentriere dich auf Töne und Klänge und lass alle anderen Gedanken weiterziehen wie Wolken am Himmel… (2 Min.)

Nimm dir nun bitte ein Blatt Papier und zeichne ein Bild von dem, was du gerade erlebt hast. Du kannst ein abstraktes Bild anfertigen, mit Farben und Formen, du kannst aber auch Gegenstände und Lebewesen darstellen, die deine Gefühle und Gedanken symbolisieren. (10 Min.)

Auswertung

- Warum ist es wichtig, Pausen einzulegen und sich z.B. auf den Duft eines Lavendelbuschs zu konzentrieren?
- Was geschieht, wenn wir darauf verzichten, über die Vergangenheit nachzudenken oder uns Sorgen über die Zukunft zu machen?
- Warum ist Entspannung für uns so wichtig?
- Auf welche Weise mischen sich in deinem Leben Stress und Erholung?

Wellenreiten

Ruhige Zeiten und stürmische Perioden wechseln sich in unserem Leben ab. Für viele sind Veränderungen eine besondere Herausforderung. Sie kosten Kraft. Wenn Belastungen in Abständen auftreten, dann bieten sie uns Gelegenheiten, unsere Kräfte und Talente weiterzuentwickeln. Wenn das Leben zu ruhig, zu gleichförmig verläuft, dann verkümmern unsere geistigen und emotionalen Muskeln, unsere Widerstandskraft leidet.

Material: Zeichenpapier, Ölkreiden, Wachsmalstifte, Filzschreiber

Anleitung

Stell dir vor, dass du am Meer bist und surfen möchtest. Du stehst auf deinem Surfbrett und reitest auf einer großen Welle.

Wie groß ist diese Welle, wie schnell rollt sie zum Strand und welche Farben hat das Wasser?

Wie fühlst du dich körperlich und emotional auf deinem Surfbrett, wenn du dich zum Ufer tragen lässt, die große Welle unter dir?

Gelingt es dir, auf deinem Surfbrett stehen zu bleiben?

Bist du schon einmal gekentert?

Bist du schnell genug, um die Balance halten zu können?

Und wie ist das Wasser? Ist es kalt oder warm, hart oder weich, einladend oder bedrohlich?…

Nimm dir ein Blatt Papier und zeichne dein Erlebnis am Meer. (15 Min.)

Auswertung

- Wie bewegst du dich im Wasser? Gleitest du oben auf der Welle? Hat das Wasser dich überspült? Wirft das Wasser dich von deinem Surfbrett? Hast du dein Surfbrett verloren?
- Welches sind die Wellen des Lebens, die dich herausfordern und deinen Mut auf die Probe stellen?
- Bist du in der Lage, längere Zeit an einer schwierigen Aufgabe zu arbeiten, ohne dich ablenken zu lassen?
- Bist du in der Lage, erst zu arbeiten und dann die Belohnung durch das Vergnügen zu genießen?
- Wie viel Stress kannst du ertragen?

- Wie entspannst du dich nach einer anstrengenden Situation?
- Was kann dich aus der Balance bringen?
- Wie hältst du die Balance, damit du nicht abstürzt?

Das Segelschiff

Manchmal geraten wir in schlechtes Wetter, in Sturm und Platzregen. Wie können wir uns dann behaupten? Behalten wir die Hoffnung, unser Ziel zu erreichen? Was gibt uns die Kraft, Stress und Gefahr auszuhalten?

Können wir eine Zeit lang auch ohne fremde Hilfe tun, was getan werden muss? Wie gut können wir uns in einer Gefahrensituation konzentrieren?

Material: Zeichenpapier, Ölkreiden, Wachsmalstifte, Buntstifte

Anleitung

Stell dir vor, dass du ein Segelschiff besteigst, das reisefertig ist. Der Wind ist kräftig und treibt das Schiff aufs offene Meer hinaus. Der Wind bläht die Segel und der Bug bohrt sich in die Wellen. Der Wind ist es, der das Schiff nach vorn treibt. Du hörst ihn in der Takelage heulen und pfeifen. Von vorn hörst du das Klatschen der Wellen, die hoch am Bug emporsteigen und über das Deck fließen.

Du stehst am Steuer und schaust auf die offene See. Das Wasser glitzert in der Sonne und ganz weit hinten treffen Himmel und Wellen zusammen.

Das Wasser duftet frisch und salzig und der Wind bläst dir ins Gesicht. In deinen Händen hältst du die Speichen des großen Steuerrades. Wenn du an diesem Rad drehst, dann gehorcht dir das Schiff und bewegt sich in die Richtung, die du bestimmst. Doch du musst immer den Wind beachten, damit er so auf das Schiff trifft, dass die Segel prall gefüllt sind.

Die Fahrt bei frischem Wind bringt dich voran. Trotzdem musst du wachsam sein, damit das schnelle Schiff Kollisionen vermeidet. Du weißt, dass im Wasser schwer erkennbare Gefahren lauern:

- treibende Baumstämme,
- über Bord gegangene Container,
- verlassene, treibende Wracks,
- Eisberge und große Wale.

Du musst konzentriert bleiben, um solchen Gefahren ausweichen zu können. Du bist verantwortlich, du hast das Kommando.

Nun nimm dir ein großes Blatt Papier und zeichne ein Bild von diesem Abenteuer. (15 Min.)

Auswertung

- Wie gefällt es mir, Kapitän zu sein?
- Wir empfinde ich die Verantwortung für das Schiff?
- Wie schaffe ich es, mich längere Zeit zu konzentrieren?
- Wie mischen sich bei mir Neugier und Angst bei dem Job als Kapitän?

Loslassen können

Loslassen können ist die Voraussetzung für Entspannung und Achtsamkeit. Wenn wir loslassen, öffnen wir uns, wir öffnen Hände und Herz, Augen und Ohren und konzentrieren uns auf den nächsten Augenblick. Wir sind bereit, uns überraschen zu lassen. Wir gewöhnen uns daran, dass Unsicherheit die Voraussetzung ist für das Abenteuer.

Material: Sanfte, entspannende Instrumentalmusik, Zeichenpapier, Ölkreiden, Wachsmalstifte, Filzschreiber

Anleitung

Während ich sanfte, beruhigende Musik spiele, kannst du dich entspannen und auf deinen Atem achten. Atme ein Mal langsam aus und danach ganz natürlich weiter, sodass du dich dabei gut fühlst.

Wenn du magst, kannst du auch die Augen schließen. Stell dir vor, dass du deinen eigenen Atem sehen kannst, wenn du ausatmest:

- Wie groß ist dieser Atem?
- Welche Form hat er?
- Welche Farbe hat dein Atem?
- Welche Temperatur hast du ihm mitgegeben?

Und stell dir vor, dass beim Ausatmen noch andere unsichtbare Dinge deinen Körper verlassen: Gefühle, Gedanken, Anspannung und Ermüdung…

Zeichne nun bitte, was du ausgeatmet hast. Zeichne alles, Sichtbares und Unsichtbares. Entscheide selbst, wie du dein Bild anlegen willst. (10 Min.)

Auswertung

- Wann fühle ich mich entspannter, beim Einatmen oder beim Ausatmen?
- Wo spüre ich, dass ich entspannt bin?
- Welche Gefühle verlassen mich beim ruhigen Ausatmen?
- Wie werde ich negative Gefühle und Stress am besten wieder los?

Gruppenklima

Achtsamkeit kann mir offenbaren, was ich momentan fühle oder denke. Achtsamkeit kann mir aber auch Aufschluss darüber geben, wie die Gruppenatmosphäre ist, in welcher Laune die Gruppe ist, welche Gefühle und Gedanken diesen menschlichen «Schwarm» beseelen.

Wir sind berechtigt, von einem Gruppenklima zu sprechen, weil Gefühle so ansteckend sind und weil es uns nur teilweise gelingt, uns dem Sog der Gruppengefühle zu entziehen.

Material: Zeichenpapier, Wachsmalstifte, Buntstifte, Filzschreiber

Anleitung

Mach es dir auf deinem Platz bequem und atme ein Mal langsam aus.

Schließ die Augen und atme langsam durch die Nase ein. Stell dir vor, dass du eine so feine Nase hast, dass du die Gefühle der Gruppenmitglieder erschnüffeln kannst. Welche Gefühle kannst du in dieser Sekunde im Raum «riechen»?… (30 Sek.)

Stell dir vor, dass du magische Ohren hast, mit denen du hören kannst, was die Gruppe noch nicht ausgedrückt hat. Was hörst du?… (30 Sek.)

Nun kannst du die Augen wieder öffnen und dich noch einmal in der Gruppe umsehen. Was sagt dir die Körpersprache der Teilnehmer über ihre Stimmung?

Ausgestattet mit all diesen Informationen kannst du nun anfangen, die Stimmung und das Klima in der Gruppe zu zeichnen. (5-10 Min.)

Auswertung

- Wie reagiere ich auf die Gefühle anderer Menschen, wenn diese in meiner Nähe sind?
- Welche Gruppenmitglieder beeinflussen die Stimmung in der Gruppe besonders stark?
- Welche Gefühlssignale gehen meiner Meinung nach vom Gruppenleiter aus?
- Welche Gefühlsimpulse sende ich selber aus?

Gemaltes Duett

Die Sprache hat nur begrenzte Möglichkeiten, all die Schattierungen unserer Gefühle auszudrücken. Eine besondere Form der Achtsamkeit wird bei den klassischen Tänzen gefordert. Wenn z.B. ein Wiener Walzer oder Tango getanzt wird, dann kann das nur funktionieren, wenn jeder Tänzer sich sowohl auf die eigene Körperdynamik als auch auf die Bewegungen des Partners konzentriert. Etwas Ähnliches geschieht beim gemeinsamen Malen. Hier können wir üben, unsere eigenen Impulse genauso zu spüren wie die des Partners.

Material: Für zwei Teilnehmer ein größerer Bogen Papier im Format DIN A3 oder DIN A2 und für jeden eine eigene Farbe, entweder als Buntstift, Wachsmaler oder Ölkreide.

Anleitung

Komm mit einem Partner zusammen und setzt euch an einem Tisch einander gegenüber. Nimm eine andere Farbe zur Hand als dein Partner.

Ihr sollt beide im Duett malen. Und zwar so: Lass deine Ölkreide sehr langsam über das Papier wandern. Du sollst nonstopp malen, ohne irgendwo anzuhalten. Die Ölkreide soll permanenten Kontakt zum Papier haben. Dein Partner macht dasselbe. Folgende Dinge sind noch zu beachten:

- Jeder ist vollständig frei, wie er malen möchte und wo er malen möchte.
- Es soll dabei nicht gesprochen werden. Das Duett entsteht aus dem Zusammenwirken der beiden Farben auf dem Papier.
- Du brauchst deine eigenen Absichten nicht zu verstehen.
- Das gemeinsame Malen sollte Spaß machen.
- Die Linien können sich beliebig oft kreuzen.
- Es darf dabei gelacht werden.
- Das Duett lebt von der Bereitschaft zur Improvisation.

Ihr habt für das gemeinsame Malen zehn Minuten Zeit.

Auswertung

- Wie habe ich mich beim Malen gefühlt?
- Konnte ich diese Aktivität genießen?
- Welchen Titel könnte ich unserem Bild geben?

Mein Mandala

Wer achtsam ist, wird einfach und bescheiden und konzentriert sich auf drei einfache Fragen: Was fühle ich? Was nehme ich wahr? Welche Gedanken gehen mir durch den Sinn?
Die Bereitschaft zum Elementaren macht alles klarer und lässt mich zur Ruhe kommen. In dieser Ruhe kann ich mich regenerieren. Etwas Ähnliches ereignet sich beim Zeichnen eines einfachen Mandalas.

Material: Zeichenpapier, Pappteller oder ein großer Frühstücksteller zum Zeichnen eines Kreises, Ölkreiden, Wachsmalstifte, Buntstifte, Filzschreiber

Anleitung

Zeichne mithilfe des Tellers einen Kreis auf das Papier. Und nun verziere den Kreis, indem du in der Mitte beginnst und von dort nach außen weitermalst.

Wenn du willst, kannst du dich durch abstrakte Formen und Farben ausdrücken, aber du kannst auch Symbole oder reale Objekte für die Gestaltung auswählen.

Achte darauf, dass deine Komposition möglichst harmonisch wirkt, damit man das Mandala von jeder Seite betrachten und dabei Ruhe finden kann. (15 Min.)

Auswertung

- Was bedeutet für mich Einfachheit?
- Was stelle ich mir unter einem einfachen Leben vor?
- Was gehört für mich zu einem guten Leben?
- Wie ist das Tempo meines Lebens?
- Lebe ich zu schnell, zu langsam, zu oberflächlich?
- Bin ich in meinem Leben kreativ?
- Worauf konzentriere ich mich in meinem Leben?

Gefühle malen

Wenn wir unsere Gefühle benennen können, fällt es uns leichter, ihnen achtsam zu begegnen. Darum ist es wichtig, dass wir die Bezeichnungen der wichtigsten Gefühle schon früh lernen. Diese Kenntnisse erleichtern es uns, uns an unseren Gefühlen zu orientieren, sie zu verstärken oder dafür zu sorgen, dass sie sich auflösen können.

Material: Zeichenpapier, Pappteller oder ein großer Frühstücksteller zum Zeichnen eines Kreises, Ölkreiden, Wachsmalstifte, Buntstifte, Filzschreiber

Anleitung

Zeichne mithilfe des Tellers den Umriss eines großen Kreises.

Du sollst gleich dein persönliches Mandala malen. Mandala ist ein Wort aus dem Sanskrit und bedeutet Kreis. Das Mandala ist ein Symbol für Konzentration, Entspannung und Achtsamkeit.

Male nun das Mandala aus, mit Farben und Formen, welche die wichtigsten Gefühle symbolisieren, die du im Alltag erlebst. (15 Min.)

Auswertung

- Wie gut kann ich mich konzentrieren?
- Wie leicht fällt mir Entspannung?
- Welche Gefühle kann ich leicht ausdrücken?
- Welche Gefühle sind für mich schwer auszudrücken?
- Welche Gefühle vergesse oder ignoriere ich?
- Von welchem Gefühl lasse ich mich manchmal überwältigen?

Entspannungscollage

Wenn wir uns auf unseren Körper konzentrieren und versuchen, angespannte Stellen locker zu machen, wenn wir auf unseren Atem achten und dafür sorgen, dass wir langsam und gründlich aus- und einatmen, dann befreien wir unseren Körper von schädlichem Stress. Zugleich sorgen wir für angenehme Gefühle, denn diese Form der Aufmerksamkeit verträgt sich nicht mit emotionaler Aufregung, mit Angst oder mit Aggression. Wenn wir unseren Körper zur Ruhe bringen, dann entwickeln wir automatisch eine friedliche, positive Stimmung.

Material: Konstruktionskarton, Material für die Collage (Knöpfe, Federn, Eicheln, Pompons, Schafwolle, Seidenreste, Pfeifenreiniger), Scheren, Klebstoff, Filzschreiber

Anleitung

Wir beginnen mit einer ganz einfachen Entspannungsübung. Bitte verändere nicht deine Sitzposition und bemerke nur, wie du gerade sitzt.

Frage dich: «Bin ich im Augenblick angespannter, als es eigentlich nötig wäre?» Vielleicht spürst du eine Anspannung im Gesicht, in deinen Schultern, im Rücken, in deinen Fingern oder Zehen.

Bemerke bitte auch, wie du atmest... wie tief deine Atemzüge sind... in welchem Tempo du ein- und ausatmest...

Nun kannst du deine Körperhaltung ganz langsam und bewusst verändern: Mach deinen Rücken ganz gerade... Lass die Schultern locker werden, sodass deine Arme locker herabhängen... Versuche auch deinen Bauch locker und beweglich zu machen...

Und nun achte bitte auf deinen Atem. Sorge dafür, dass du frei atmen kannst, indem du ein paar Mal tief seufzt, wenn du ausatmest. Versuche so dazusitzen, dass dein ganzer Körper in der Balance ist... offen und leicht...

Jetzt kannst du dich um die Einzelheiten kümmern und dir dabei von deinem Atem helfen lassen. Geh an die Stellen, wo du angespannt bist, und stell dir vor, dass du durch diese angespannten Stellen atmest. Wenn du willst, kannst du zusätzlich noch eine magische Formel benutzen: Lass los... lass locker... alles wird gut...

Erwarte nicht, dass alle Muskeln sich total entspannen können...

Spüre einfach, dass sie sich zu entspannen beginnen und Millimeter für Millimeter loslassen… Dann geh weiter zu anderen Stellen, die ebenfalls den Wunsch haben nach Entspannung… (1-3 Min.)

Stell nun bitte eine Collage her, die diesen friedlichen und behaglichen Zustand zeigt, den du bei der Entspannungsübung erlebt hast. Wähle Materialien aus, die zu deinem Erlebnis passen. (20 Min.)

Wenn du deine Collage fertiggestellt hast, kannst du einen Titel für sie suchen und diesen an einer passenden Stelle auf der Collage anbringen.

Auswertung

- Auf welche Weise entspanne ich mich im Alltag?
- In welchen Situationen gerate ich unter Stress?
- Welche Gefühle sind für mich mit Stress verbunden?
- An welchen Stellen meines Körpers spüre ich die Auswirkungen von Stress?
- Wann erlebe ich Stress als etwas Positives?
- Wann fühle ich mich durch Stress beeinträchtigt?

Entspannende Farben

Farben können unsere Stimmung beeinflussen. Einige Farben wirken vor allem anregend, während wir auch Farben kennen, die beruhigen und eine sanfte, friedliche Stimmung schaffen.

Material: Zeichenpapier, farbiges Konstruktionspapier, Origami-Papier, Buntpapier, Seidenpapier, Geschenkpapier, Klebstoff, Scheren

Anleitung

Wähle dir aus den Papieren solche Farben, die dich beruhigen, entspannen und dir guttun – wenn du dich aufgeregt hast, wenn du dich angestrengt hast, wenn du übermüdet bist.

Dann schneide Formen daraus, die ebenfalls eine heilsame Stimmung unterstützen. Klebe anschließend dein ausgeschnittenes Material auf einen Bogen Zeichenpapier. Versuche durch deine Komposition eine Collage zu schaffen, die Schönheit und Ruhe ausstrahlt. (20 Min.)

Auswertung

- Welche Methoden benutze ich, um Aufregung oder Anspannung aufzulösen?
- In welchen Situationen rege ich mich leicht auf?
- Welche Menschen, welche Situationen machen mich zornig?
- Was bedeutet für mich «die Nerven verlieren»?
- Ist es für mich möglich, temperamentvoll zu sein, ohne die Selbstbeherrschung zu verlieren?

Wie geht es mir jetzt?

Das ist vielleicht die wichtigste Frage, die wir uns stellen können. Sie kann dafür sorgen, dass wir Verantwortung für unser eigenes Wohlergehen übernehmen und unseren Körper fürsorglich behandeln. Diese Frage verhindert, dass wir uns überlasten und irgendwann ausgebrannt sind. Nur wenn unser Körper in der Balance ist, können wir uns auch nach außen positiv und konstruktiv verhalten.

Material: Zeichenpapier, Ölkreiden, Wachsmalstifte, Filzschreiber

Anleitung

Bitte setz dich bequem hin. Atme ein paar Mal langsam aus und beobachte, wie die Luft aus deinem Körper hinaus- und wieder hereinströmt. Du kannst wählen, ob du dabei die Augen schließen willst oder sie lieber offen lässt…

Spüre, wie dein Stuhl dich unterstützt, wie auch der Boden dir Halt gibt und wo deine Füße stehen.

Folge ganz sanft deinem Atem, wenn er in deinen Körper strömt und beobachte dabei, wie es dir in diesem Moment geht. Frage dich: «Wie geht es mir in meinem Innern in diesem Augenblick?»

Und was immer du vorfindest, versuche, deinen Zustand freundlich zu akzeptieren. Vielleicht taucht ein Bild vor dir auf, das zu deinem inneren Gefühl passt, vielleicht hörst du ein Wort, einen Satz oder einen Ton, oder du siehst eine Geste vor dir.

Prüfe, ob dein Körper dir zustimmt. Wenn dein Körper Einwände macht, dann suche weiter und finde ein neues Bild (ein Wort, einen Satz, einen Ton oder eine Geste).

Und wenn du bereit bist, dann reck und streck dich und öffne die Augen. Wähle dir ein paar Zeichenutensilien aus und schaffe einen künstlerischen Ausdruck für das Gefühl, das du in deinem Innern entdeckt hast. (10 Min.)

Auswertung

- Warum ist die Frage «Wie geht es mir jetzt?» so bedeutsam?
- Kenne ich Menschen, die nicht wissen, was in ihnen vorgeht?
- Wenn ich mich nach innen wende, welcher Art von Gefühlen begegne ich dann meistens?

Offenheit und Mitgefühl

Von der Philosophie des Buddhismus können wir eine wichtige Kunst lernen: vorurteilsfrei und offen zu beobachten. Im Ansatz hatte bereits Carl Rogers diese Haltung in die Psychotherapie eingeführt. Heute setzt sich mehr und mehr die Einsicht durch, dass Offenheit die Voraussetzung für konstruktive Beziehungen, Kooperation und Mitgefühl ist.

Material: Zeichenpapier, Ölkreiden, Wachsmalstifte, Filzschreiber (evtl. auch Wasserfarben, Flaumfedern, Wollfäden, Klebstoff und Scheren)

Anleitung

Mach es dir auf deinem Platz bequem. Atme ein paar Mal langsam aus und beobachte, wie dein Atem geht und kommt. Deine Augen können dabei geöffnet oder geschlossen sein, wie es dir gefällt. Spüre, wie du von deinem Stuhl unterstützt wirst und wie der Boden deinen Füßen Halt gibt.

Ich lade dich jetzt dazu ein, an einen Menschen zu denken, an dem du einige wichtige menschliche Stärken erkennst:

- Offenheit,
- Behutsamkeit,
- Freundlichkeit,
- Mitgefühl.

Versuche diese Qualitäten zu spüren und bring sie hier in unsere Gruppe. (30 Sek.)

Nun stell dir vor, dass diese Charakterstärken für dich bestimmt sind. Spüre in deinem Körper, wie es sich anfühlen würde, wenn du mit diesen Qualitäten ausgestattet wärst. Vielleicht fällt dir auch ein Bild ein, das dazu passt oder ein Wort, ein Satz, eine Geste oder ein Klang…

Wenn du so weit gekommen bist, dann finde dafür einen künstlerischen Ausdruck und schaffe ein Bild. Du bist ganz frei in der Wahl deiner Materialien. (15 Min.)

Auswertung

- Welche Haltung ist ein Gegensatz zu Offenheit und Mitgefühl?
- Sind diese positiven Gefühle/Charakterstärken nur bei Menschen zu finden?
- Welche Ziele mag die Evolution verfolgt haben, als sie diese Haltungen sich entwickeln ließ?
- Gibt es für dich eine Person (historisch oder gegenwärtig), die diese Haltung vorbildlich verkörpert?

Oase des Friedens

Eine friedliche Atmosphäre ist die Voraussetzung für Kreativität und persönliche Entfaltung. Leider leben viele Menschen in einer Umgebung, in der Aggression, Machtkämpfe und Rücksichtslosigkeit bestimmend sind. Wir alle tendieren zu verbaler Gewalt, wenn wir uns bedroht, herabgesetzt oder auch nur verletzt fühlen.

Material: Zeichenpapier, Ölkreiden, Wachsmalstifte, Buntstifte

Anleitung

Stell dir vor, dass du einen ganzen Raum gestalten kannst, Grundriss, Beleuchtung und Ausstattung. Dieser Raum soll dir inneren Frieden schenken. Du darfst diesen Raum ganz allein benutzen. Andere haben nur Zutritt, wenn du ihnen die Erlaubnis gibst.

Stell dir diesen Raum in allen Einzelheiten vor:

- Wie groß soll der Raum sein?
- Woher kommt das Licht?
- Welche Farben sollen vorherrschen?
- Welche Einrichtungsgegenstände schaffen die gewünschte Atmosphäre?
- Gibt es weitere Attribute für diesen Raum, z.B. Musik und Düfte?

Geh in deiner Phantasie in diesen von dir geschaffenen Raum und lass die friedliche Atmosphäre auf dich wirken… (1 Min.)

Male ein Bild, das diese Atmosphäre wiedergibt. (10 Min.)

Ein sicherer Ort

Starke Angst kann uns lähmen oder schädliche Impulse provozieren. Sorgen können uns das Leben schwer machen. Dann brauchen wir eine Möglichkeit, unsere negativen Gefühle aufzulösen und zu innerer Ruhe zurückzufinden.

Material: Zeichenpapier, Ölkreiden, Wachsmalstifte, Buntstifte

Anleitung

Mach es dir auf deinem Platz bequem und schließ die Augen. Atme ein Mal langsam aus. Erlaube dir, mit jedem Atemzug entspannter und gelöster zu werden.

Konzentriere jetzt deine ganze Aufmerksamkeit darauf, ein Bild von einem ganz besonderen Ort zu entwickeln, an dem du dich nicht nur wohlfühlst, sondern in jeder Hinsicht sicher. Hier herrscht eine warme und freundliche Atmosphäre, die dir ein Gefühl des Friedens schenkt.

Diesen einzigartigen Ort kannst du jetzt aufsuchen, wo du Schutz findest und Ruhe. Das kann in der Natur sein oder wo immer du willst. Vielleicht bist du dort schon einmal gewesen, vielleicht hast du eine tiefe Sehnsucht, einmal dort hinzukommen.

Wenn du an diesem Ort bist, dann schau dich um. Was siehst du? Welche Farben und Formen, welches Licht, welche Düfte nimmst du wahr? Was hörst du?…

Während du diesen Platz mit all deinen Sinnen erlebst, wird er für dich immer realer. Du kannst dann das Gefühl ruhiger Sicherheit mit all deinen Sinnen aufsaugen. Du fühlst dich so ruhig und so gut aufgehoben, wie als Kind auf dem Schoß von Mutter oder Vater.

Nimm dir nun Papier und Stifte und zeichne deinen ganz privaten Schutzraum. (10 Min.)

Auswertung

- Welche Vorteile bietet dir dein Schutzraum?
- Warum können solche Vorstellungen unsere Gefühle beruhigen?
- Welche anderen Bilder können Angst und Sorgen vertreiben?
- Habe ich in der Realität einen Platz, wo ich von niemandem gestört oder bedrängt werden kann?

Stress auflösen

Zeichnen und Malen hilft uns, uns zu entspannen. Wir werden dabei ruhig und konzentriert. Wenn wir etwas Neues schaffen, kann uns das helfen, alte Verletzungen heilen zu lassen. Und selbst wenn wir über unerledigte Schwierigkeiten nachdenken, wirkt die Konzentration auf den künstlerischen Prozess befreiend.

Material: Zeichenpapier, Ölkreiden, Wachsmalstifte, Buntstifte

Anleitung

Bitte denk an eine Zeit, in der du dich entspannt und wohlgefühlt hast. Wo warst du da? Wer war bei dir? Und wie hast du dich in dieser Situation gefühlt?... (1 Min.)

Nimm ein Blatt Papier und zeichne diese guten, friedlichen Gefühle. Wähle Farben und Formen, die dich beruhigen, die dich zuversichtlich stimmen und dir ein Gefühl der Sicherheit geben. (5 Min.)

Auswertung

- Wie kann ich negative Gefühle verändern?
- Wie kann ich positive Gefühle herbeizaubern?
- Was kann ich tun, wenn ich eine Krise erlebe?
- Habe ich schon einmal einen Schicksalsschlag erlitten?
- Wieweit trifft auf mich der Satz zu: «Was mich nicht umbringt, macht mich stärker»?

Spiel der Farben

Stress ist der Feind der Kreativität. Da Stress ein unangenehmer Zustand ist, versuchen wir uns dagegen zu wehren, indem wir uns ablenken, die Belastung ausblenden, den Standort wechseln oder uns einer anderen Aufgabe zuwenden.

Die beste Medizin gegen Stress ist jedoch das Spiel. Wenn wir es schaffen, eine Weile zu spielen, dann löst sich die Anspannung auf, unser Gehirn schaltet die Alarmsignale aus und wir können wieder neugierig und kreativ sein.

Wenn wir uns also gestresst, ruhelos, deprimiert oder gelangweilt fühlen, dann können wir uns von der folgenden Übung auf konstruktive Weise ablenken lassen.

Material: Zeichenpapier und verschiedenfarbige Buntstifte oder Wachsmalstifte, Filzstifte oder farbige Gelstifte

Anleitung

Nimm dir ein paar farbige Stifte und einen Bogen Papier. Ehe du mit dem Malen anfängst, gönn dir eine kleine, entspannende Pause. Atme einfach ein paar Mal langsam aus und wenn du willst, kannst du das Ausatmen mit einem erleichternden Seufzer verbinden… (1 Min.)

Nun lass deine Hand anfangen zu zeichnen und beobachte neugierig und freundlich, was auf dem Papier entsteht.

Gib deiner Hand völlige Freiheit und vergiss alle Vorschriften. Lass die Hand alles zeichnen, was sie nur will, abstrakt oder konkret. Und alles, was nach und nach sichtbar wird, ist okay, Schönes und Hässliches.

Lass deine Hand sich genau so bewegen, wie es ihr die Laune des Augenblicks eingibt, schnell oder langsam, eckig oder fließend, federleicht oder mit Druck…

Und wenn du den Eindruck hast, fertig zu sein, dann leg bitte eine kleine Pause ein. Betrachte deine Zeichnung. Ist sie wirklich vollständig oder fehlt noch irgendetwas? Jetzt hast du noch Gelegenheit hinzuzufügen, was du möchtest. (5 Min.)

Auswertung

- Welcher Titel passt zu deinem Bild?
- Bei welchen Gelegenheiten erlaube ich es mir, frei zu spielen?
- Was ist für mich der Unterschied zwischen Spiel und Sport?
- Erlaube ich es mir manchmal, mich wie ein Kind zu verhalten?

Die Rosenblüte

Wenn wir längere Zeit dasselbe tun und uns ohne innere Anteilnahme oder Begeisterung auf eine Aufgabe konzentrieren, dann entstehen leicht Langeweile oder Unruhe. Wir spüren den Impuls, die ungeliebte Tätigkeit zu unterbrechen und etwas Neues anzufangen. Wenn wir uns dann zu mehr Selbstdisziplin ermahnen, löst dies das Problem nur teilweise. Meist entsteht untergründiger Stress.

Die folgende Malaufgabe wendet sich an unsere Kreativität und an unsere Intuition. Darum erleben wir den Gestaltungsprozess als angenehm und spannungslösend.

Material: Zeichenpapier, Wachsmalstifte, Ölkreiden, Buntstifte

Anleitung

Mach es dir auf deinem Platz bequem und schließ die Augen. Atme ein Mal langsam aus.

Nun stell dir eine Rose vor. Eine Pflanze also, die in der Lage ist, deine Körpergröße zu erreichen.

Stell dir die Wurzeln vor, den Stamm, die Zweige, die Blätter und eine oder mehrere Knospen.

Die Knospen sind noch geschlossen und von grünen Blütenblättern eingehüllt. Lass dir Zeit, all die Einzelheiten zu betrachten.

Nun konzentriere dich bitte auf eine Blütenknospe. Beobachte, wie die äußeren Schutzblätter sich öffnen, wie sie sich aufrollen und den Blick freigeben auf die noch geschlossene Blüte, die darauf wartet, sich zu öffnen und das Licht der Sonne zu begrüßen.

Und nun beobachte, wie sich die Blütenblätter langsam, ganz langsam entfalten und das Licht des Tages begrüßen.

Während sich die Blüte dem Licht und der Luft öffnet, zeigt sie ihre ganze Schönheit. Außerdem sendet sie ein ganz besonderes Signal – ihren Duft. Du kannst den Duft der Rose wahrnehmen und tief in dich einatmen.

Du genießt das Aufblühen der Rose und fühlst immer deutlicher, dass auch du selbst etwas offener, freier und vertrauensvoller wirst. Die Öffnung der Rosenblüte wirkt angenehm ansteckend… (1 Min.)

Und wenn du bereit bist, kannst du jetzt langsam die Augen öffnen und die Rose, die du gesehen und erlebt hast, zeichnen. (10 Min.)

Auswertung

- Wie steht es um meine Fähigkeit, die Welt zu genießen?
- Lasse ich mir Zeit und Ruhe, Menschen und Dinge offen und ohne Vorurteil zu beobachten?
- Welche Beobachtungen kann ich besonders intensiv genießen?

Innen aufräumen

Die meisten Menschen möchten glücklich sein. Leider wissen wir häufig nicht, wie wir diesen schönen Zustand erreichen können. Ein wirksames Hilfsmittel ist die einfache Frage: Was hindert mich daran, mich vollständig zufrieden zu fühlen?

Wenn wir diese Frage beantwortet haben, ist der erste Schritt zu mehr Wohlbefinden schon geschafft.

Material: Zeichenpapier, Wachsmalstifte, Buntstifte, Filzschreiber

Anleitung

Mach es dir auf deinem Platz bequem und schließ die Augen. Atme ein Mal langsam aus.

Folge nun deinem Atem in das Innere deines Körpers und bemerke, wie du dich dort fühlst:

- Fühlst du dich unruhig?
- Fühlst du dich entspannt?
- Fühlst du dich eingeengt?
- Fühlst du dich warm?
- Wie fühlst du dich sonst?

Versuche deinen Empfindungen freundlich und verständnisvoll zu begegnen…

Und nun stell dir vor, dass du an einem Ort bist, wo dich niemand stört. Vielleicht kennst du diesen Ort schon, vielleicht erfindest du ihn in jetzt deiner Phantasie…

Wenn du an diesem Ort bist, dann stell dir einfach die Frage: Was steht zwischen mir und dem Gefühl «Ich fühle mich fantastisch»? Wenn dir jetzt Dinge einfallen, die deine Stimmung trüben, dann stell dir vor, dass du diese Dinge in ein Paket packst und verschickst oder du verschließt sie in einem Schrank, der in einem Abstand von dir steht, der dir passend erscheint.

Vielleicht hast du auch Lust, alles, was dich belastet, in ein Boot zu setzen und das Boot dann anschließend weit aufs Wasser hinaustreiben zu lassen… Vielleicht möchtest du auch deine Sorgen und Bürden in den Korb eines Heißluftballons packen, der dann hoch in den Himmel schwebt und dich davon befreit…

Wenn du glaubst, dass du alles Störende gefunden hast, dann mach wieder eine Pause und prüfe noch einmal nach: «Fühle ich mich jetzt vollständig frei und gut»? Und wenn dir noch etwas einfällt, was dich belastet, dann sorge dafür, dass du es weit von dir wegschaffst… (1 Min.)

Und wenn du spürst, dass du dich entspannt, locker und vielleicht neugierig fühlst, dann hast du schon etwas Wichtiges erreicht.

Wenn du bereit bist, dann öffne jetzt langsam die Augen und komm mit deiner Aufmerksamkeit hierher zurück.

Male ein Bild der Bürden, von denen du dich befreit hast und zeige, auf welche Weise du vorgegangen bist. (10 Min.)

Nimm nun ein neues Blatt und male das Gefühl, das in diesem Augenblick bei dir im Vordergrund steht. (2 Min.)

Gleiten und Schweben

Wir können uns von unseren Augen helfen lassen, negative Gefühle aufzulösen und unsere Aufmerksamkeit neu und positiv zu fokussieren.

Material: Zeichenpapier, Wachsmalstifte, Ölkreiden, Buntstifte

Anleitung

Möchtest du einen Trick lernen, wie du ganz schnell innere Aufregung und ärgerliche oder verletzte Gefühle unterbrechen kannst?

Wenn du daran interessiert bist, dann kannst du Folgendes machen: Bitte roll deine Augen nach oben und versuche, auf deine Augenbrauen zu schauen… Nun hol ein Mal tief Luft und zwar durch die Nase…

Halte jetzt die Luft an, während du weiter nach oben blickst… Versuche den Blick weiter nach oben zu richten, während du jetzt langsam die Lider schließt… Nun kannst du deine Augen entspannen und entspannt weiteratmen…

Stell dir vor, dass du mit deiner Aufmerksamkeit ganz nach innen gehst… Schwebe einfach nach innen… Spüre dieses wunderbare Gefühl, leicht und frei zu schweben und zu gleiten. Vielleicht hilft dir auch das Bild einer Luftmatratze, auf der du entspannt liegst, im warmen Wasser und an einem glücklichen Sommertag…

Aber vielleicht möchtest du dir lieber vorstellen, dass du dich in einem Segelboot treiben lässt… oder in einem Kanu… oder in einem Ruderboot… vielleicht auf einem Tretboot oder auf einem bequemen Floß…

Es gibt so viele Möglichkeiten. Manche Menschen stellen sich gern vor, dass sie auf einer weichen Wolke über den blauen Himmel schweben und ab und zu nach unten schauen, gelassen und heiter, vielleicht sogar mit einem Lächeln…

Ich weiß nicht, welches Bild dir am besten gefällt, aber eins weiß ich sicher: Schweben kann ein sehr angenehmes Gefühl sein…

Und wenn du bereit bist, dann öffne die Augen und sei wieder hier… Zeichne ein Bild von deinem Erlebnis des Gleitens und Schwebens. (5 Min.)

Fingerlabyrinth

Diese Übung hilft uns, innerlich auf festem Boden zu stehen, unsere Gedanken zu beruhigen und frische Kraft zu schöpfen. Das Labyrinth schenkt uns drei Dinge: Langsamkeit, Fokussierung der Aufmerksamkeit, positive Gefühle.

Indem wir uns durch das Labyrinth hindurchbewegen, geben wir unseren Gefühlen die Botschaft: Ich möchte hören, was mir meine Vernunft nicht sagen kann. Diese Bitte wird fast immer erfüllt…

Material: Zeichenpapier, Wachsmalstifte, Filzschreiber, Buntstifte

Anleitung

Wenn du dich blockiert fühlst, wenn du mutlos bist, wenn du eine Anregung brauchst, dann kannst du dir von einem Fingerlabyrinth helfen lassen. Das Labyrinth, das auf der nächsten Seite abgedruckt ist, hat seinen Ursprung im Schiff der Kathedrale von Chartres. Es stammt aus dem 13. Jahrhundert und es hilft auch heute noch vielen Menschen auf überraschende Weise.

Nimm einen Stift, um deinen Weg durch das Labyrinth nachzuzeichnen. Beginne unten in der Mitte und folge dem Labyrinth bis in das innere Zentrum und von dort zurück… Konzentriere deine Aufmerksamkeit auf den Punkt, wo der Stift auf das Papier trifft.

Wenn du willst, kannst du diese symbolische Reise auch mit einem Wunsch oder einer Frage verbinden.

Lass dir Zeit. Dies ist kein Wettrennen… (5 Min.)

Male nun bitte ein Bild, das ausdrückt, was du bei der Reise durch das Labyrinth erlebt hast. (10 Min.)

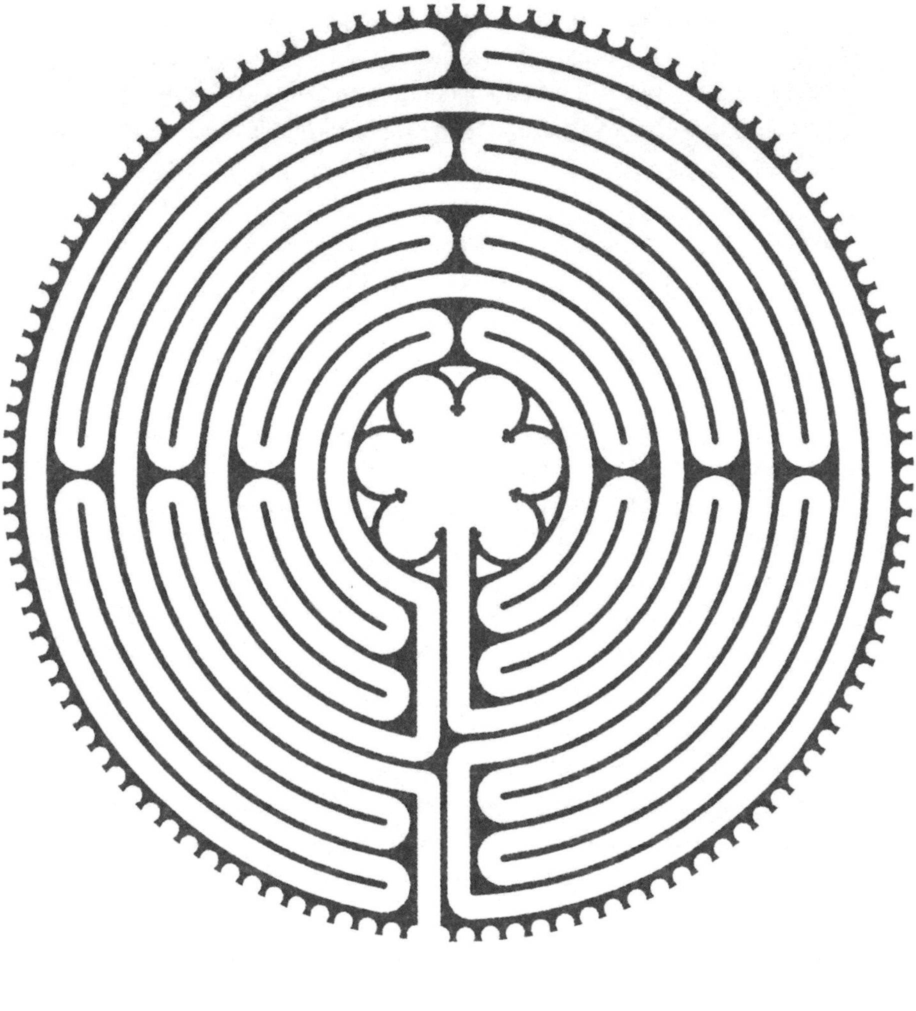

Sicherheit finden

Das Gefühl der Sicherheit ist etwas Kostbares, aber leider leicht zu stören. Manchmal zweifeln wir sogar daran, dass es so etwas überhaupt geben kann. Umso wichtiger ist es, dass wir dieses Gefühl bewusst herbeiführen können, z.B. durch eine einfache Meditation.

Material: Zeichenpapier, Wachsmalstifte, Buntstifte, Filzschreiber

Anleitung

Mach es dir auf deinem Platz bequem und schließ die Augen. Atme ein Mal langsam aus.

Drück jetzt bitte den folgenden Wunsch aus: «Ich möchte dazu beitragen, dass ich Sicherheit und Frieden in mir finden kann…»

Atme noch einmal langsam aus und stell dir vor, dass du dich selbst betrachtest…

Betrachte dich mit einer ganz besonderen Aufmerksamkeit, wie deine Mutter oder dein Vater, deine Großmutter oder dein Großvater dich als kleines Kind anschauen würden, das sie ins Herz geschlossen haben…

Und nun kannst du dich selbst ansprechen und unhörbar flüstern:

- Ich wünsche mir Sicherheit…
- Ich wünsche mir Schutz vor äußerem und innerem Leid…
- Ich wünsche mir Zuversicht auf meinem Lebensweg…

Wiederhole diese Sätze in einer Reihenfolge, die am besten zu dir passt, und drücke deinen Wunsch mit Entschlossenheit aus… (1-2 Min.)

Und wenn du bereit bist, öffne die Augen und sei wieder hier… Zeichne ein Bild, das dich zeigt, wo du in Sicherheit bist, vielleicht wie du als Kind von Vater oder Mutter gehalten wirst… oder vielleicht umarmt von einem guten Freund… (15 Min.)

Das Glück der Liebe

Wenn wir unser Herz verschließen, zieht es sich zusammen und verhärtet. Das Herz muss sich öffnen, es muss lieben, es muss gefüllt werden. Das Herz ist unser emotionales Zentrum. Wenn wir uns isoliert, einsam und ungeliebt fühlen, dann kann diese Übung helfen. Dasselbe gilt für Situationen, in denen wir einen Verlust betrauern, wenn wir getrennt sind von Menschen, die wir lieben, wenn das Leben unserer Liebsten bedroht ist.

Material: Zeichenpapier, Ölkreiden, Wachsmalstifte, Buntstifte

Anleitung

Mach es dir auf deinem Platz bequem und schließ die Augen. Atme ein Mal langsam aus.

Leg eine Hand auf dein Herz und stell dir irgendjemanden vor, den du sehr liebst. Es spielt keine Rolle, ob dieses geliebte Wesen lebt oder schon tot ist, ob es ein Teil deines gegenwärtigen Lebens ist oder ein Teil deiner Vergangenheit. Denk zurück an die Zeit, als ihr zusammen wart und du intensive Gefühle der Liebe gespürt hast. Lass dir Situationen einfallen, in denen du in dieser Beziehung glücklich warst und das Gefühl hattest, im Himmel der Liebe zu sein.

Wie fühlte sich das in deinem Körper an? Lass diese Gefühle und Empfindungen wieder wach werden und dein Herz wärmen… (1 Min.)

Und wenn du bereit bist, dann öffne die Augen und sei wieder hier. Zeichne ein Bild von deinem Erlebnis während dieser Herzmeditation. Genieße die Möglichkeit, das Glück der Liebe zu spüren… (15 Min.)

Mein Reichtum

Manchmal empfinden wir Angst vor dem Mangel. Wir fürchten vielleicht, dass wir keinen Job bekommen, dass wir unseren Job verlieren und in finanzielle Not geraten könnten. Aber vielleicht leiden wir auch jetzt unter einem akuten Mangel, materiell oder spirituell…

Die Furcht vor Hunger und Not gehören zu den schlimmsten Ängsten und verursacht akuten Stress. Oft leiden allerdings auch solche Menschen darunter, die alles haben, was sie brauchen. Bisweilen sind wir nicht in der Lage, unseren Reichtum zu erkennen.

Material: Zeichenpapier, Ölkreiden, Filzschreiber, Buntstifte

Anleitung

Mach es dir auf deinem Platz bequem und schließ die Augen. Atme ein Mal langsam aus.

Beginne damit, dass du im Stillen zu dir selbst sagst: Ich führe ein Leben im Reichtum, materiell, emotional und spirituell…

Und bei diesen Worten führ dir bitte Menschen und Dinge vor Augen, die dein Leben bereichern: deine Eltern – deine Geschwister – deine Freunde – deine Gesundheit – deine Möglichkeit zu lernen – das Dach über deinem Kopf – deine Kleidung – deine Nahrung – deine Fähigkeit, Kontakte zu knüpfen und zu kommunizieren…

Denk auch an unseren geduldigen Planeten, der alles Leben ermöglicht, den goldenen Sonnenschein, den sanften Regen, Pflanzen und Tiere, Berge und Ozeane…

Auf vielfältige Weise bist du wie wir alle sehr, sehr reich… und das ist ein Grund, um dankbar zu sein.

Und wenn du bereit bist, kannst du jetzt deine Augen wieder öffnen und mit deiner Aufmerksamkeit hierher zurückkehren.

Male ein Bild von allem, was dich reich macht… materiell, emotional, spirituell… (15 Min.)

Tempel des Schweigens

In Abständen braucht unser Organismus eine Atmosphäre des friedvollen Schweigens. Wir brauchen dieses Schweigen, um wieder ins Gleichgewicht zu kommen, um unserem Tagesbewusstsein Gelegenheit zu geben, sich zu regenerieren und neue Kreativität zu entwickeln. Vor allem benötigt unsere Seele das Schweigen, um Fragen zu stellen, die im Alltag zu kurz kommen:

- Worin besteht der Sinn meines Lebens?
- Welche Aufgaben warten auf mich?
- Wie kann ich anderen nützlich sein?
- Welchen Menschen schulde ich Dank?
- Wofür sollte ich um Vergebung bitten?
- Welches sind meine Werte?
- Was kommt in meinem Leben zu kurz?

Schweigen kann Angst auslösen, wenn das Leben sonst von Geräuschen und Lärm dominiert wird. Aber auch Kinder und Jugendliche brauchen Gelegenheit zu schweigen, weil das die Voraussetzung ist für intensives Lernen, für Kreativität, für gründliches Problemlösen. Schweigen hilft uns, unsere Aufmerksamkeit zu konzentrieren.

Material: Zeichenpapier, Wachsmalstifte, Ölkreiden, Buntstifte

Anleitung

Mach es dir auf deinem Platz bequem und schließ die Augen. Atme ein Mal langsam aus.

Stell dir bitte einen bewaldeten Hügel vor. Ein breiter Pfad führt nach oben. Dort liegt der Tempel des Schweigens. Gib diesem Tempel das Beste, was du dir vorstellen kannst: Harmonie, Würde und Erhabenheit…

Es reizt dich, den Tempel näher kennenzulernen. An einem Morgen im Frühjahr bist du bereit. Langsam wanderst du auf dem Pfad nach oben, vorbei an Bäumen und Büschen, Wiesen und Bächen…

Jetzt bist du schon beinahe oben angekommen… Hier ist es ganz still… Du zweifelst, ob hier jemals ein Wort gesprochen wurde… Du stehst dicht vor der hölzernen Tür und bist entschlossen, sie zu öffnen… Du weißt, dass dich im Innern des Tempels vollständiges Schweigen umgeben wird…

Du betrittst den Tempel und spürst die Atmosphäre von Ruhe und

Frieden um dich… Langsam gehst du weiter, in das Schweigen hinein… Vor dir liegt eine große, hell erleuchtete Halle. Das Licht kommt durch die Fenster der Kuppel. Das Schweigen ergreift von dir Besitz… Du atmest es ein und es füllt deinen Kopf und dein Herz. Du hörst genau hin, um zu verstehen, was das Schweigen dir zu sagen hat… (2 Min.)

Langsam drehst du dich um und gehst zurück. Du verlässt den Tempel und betrittst die Welt des Frühlings mit dem Duft von Wald und Wiesen und mit dem Gesang der Vögel. Du weißt, dass du etwas Kostbares aus dem Tempel des Schweigens mitbringst. Du hast das Gefühl, dass du dich selbst vollständig vergessen hast und dir selbst gleichzeitig noch nie so nahe gewesen bist.

Wenn du bereit bist, dann öffne langsam die Augen und sei wieder hier. Drück in einem Bild aus, was du bei diesem Besuch erlebt hast. (15 Min.)

Sei ein Baum

Wenn wir uns physisch erschöpft fühlen, ausgelaugt und unlustig oder wenn wir uns emotional blockiert und taub fühlen, dann kann uns diese Übung erfrischen.

Material: Zeichenpapier, Filzschreiber, Ölkreiden, Buntstifte

Anleitung

Heute beginnen wir mit einer Yogaübung…

Stell dich aufrecht hin und atme ein Mal langsam aus… Streck deine Arme nach oben, hoch in den Himmel… Schließ jetzt deine Augen und stell dir vor, dass du ein Baum bist:

- Dein Körper ist der Stamm…
- Deine Arme sind die Äste und Zweige…
- Deine Finger sind die Blätter…
- Beine und Füße sind deine Wurzeln, die dich in der Erde verankern…

Lass dich vom Wind ein wenig hin- und herwiegen… Senke deine Arme und lass dir von den Wurzeln neue Kraft schenken, während du die Arme wieder nach oben streckst…

Atme langsam und tief… Spüre, dass du fest verwurzelt bist und bereit, es mit jedem Wetter aufzunehmen…

Unzählige Generationen von Bäumen haben dir das Geheimnis verraten, wie du gelassen und standhaft sein kannst und in der Lage, das Leben von oben zu betrachten…

Und wenn du bereit bist, kannst du nun die Augen öffnen und dich wieder an deinen Platz setzen.

Nimm dir ein Blatt Papier und zeichne dich als Baum. Beobachte, wie der Baum auf dem Papier wächst und dir frische Energie und Optimismus schenkt… (15 Min.)

Wenn dein Bild fertig ist, dann betrachte deinen Baum in aller Ruhe und gib ihm einen Namen.

Freude spüren

Wenn wir in eine schwierige Situation geraten, wenn Hindernisse auftauchen, wenn etwas schiefgeht oder wenn ein Unglück geschieht, dann wird unsere Widerstandskraft geprüft. Statt unser Unglück zu beklagen, sollten wir unsere Aufmerksamkeit eher auf das Positive richten, das uns geblieben ist. Wenn uns das gelingt, können wir auch in solchen Momenten die Gegenwart genießen und Hoffnung haben, dass uns die Zukunft ebenfalls Anlass zur Freude geben wird.

Material: Zeichenpapier, Wachsmalstifte, Buntstifte, Filzschreiber

Anleitung

Denk bitte an drei Dinge, über die du dich in diesem Augenblick freuen kannst. Vielleicht hängen sie mit dir selbst zusammen, vielleicht betreffen sie Menschen, die dir wichtig sind, oder sie sind mit deiner Lebenssituation verbunden. Spüre, dass diese Dinge dir guttun und erlaube dir ein kleines Lächeln. Sag dir im Stillen: «Ich bin reich… Alles könnte viel schlimmer sein.»

Nimm nun ein Blatt Papier und zeichne die drei Dinge, über die du dich freuen kannst. (15 Min.)

Du hast jetzt einen Weg gefunden, wie du deine Aufmerksamkeit von den Schwierigkeiten umlenken kannst auf das Gefühl der Dankbarkeit und Freude.

Ruhiger Blick zurück

Manchmal ist es hilfreich, wenn wir unsere emotionale Perspektive bewusst verändern. Die Natur hat uns mit einem affektiven «Zoom» ausgestattet, der die Qualität unserer Erlebnisse stark beeinflussen kann: Wenn wir etwas intensiv genießen wollen, können wir die Dinge dichter an uns heranholen. Wenn wir Angst und Sorge reduzieren möchten, können wir für einen größeren Abstand zu den Ereignissen sorgen.

Das bedeutet also Folgendes: Die Ereignisse sind wichtig, aber nicht entscheidend. Ausschlaggebend ist die Art und Weise, wie wir die Dinge interpretieren.

Material: Zeichenpapier, Wachsmalstifte, Buntstifte, Filzschreiber

Anleitung

Mach es dir auf deinem Stuhl bequem und schließ die Augen. Atme ein Mal langsam aus.

Denk an irgendein Ereignis, eine Situation, die dir Sorgen bereitet, die dich beunruhigt oder sogar in Angst und Schrecken versetzt. Vielleicht findest du etwas in deiner Gegenwart, vielleicht findest du etwas in deiner Vergangenheit…

Und nun stell dir eine Reihe von magischen Fragen, die alles verändern können:

- Wird dies in einem Jahr noch eine große Rolle spielen?
- Wird dies in fünf Jahren noch wichtig sein?
- Wird sich in fünfzig Jahren überhaupt noch jemand daran erinnern?

Geh mit jedem Zeitschritt in der Phantasie weiter in die Zukunft und schau zurück auf die Situation, die dir jetzt solche Sorgen macht… (1 Min.)

Und wenn du bereit bist, dann öffne jetzt langsam deine Augen. Nimm dir ein Blatt Papier und zeichne deine Schwierigkeiten aus einer anderen Zeitperspektive. Genieße, dass es möglich ist, dir einen größeren Abstand zu verschaffen, sodass du wieder frei atmen kannst, Entspannung findest und gelassener akzeptierst, was das Leben dir schickt. (15 Min.)

Geheimnis der Berge

Manchmal fühlen wir uns unsicher, ängstlich, erschöpft, unterlegen, erfolglos oder deprimiert. Wenn uns solche Stimmungen plagen, können wir uns von der Natur inspirieren lassen und frische Energie empfangen.

Die Natur hält einen großen Vorrat an vitalen, lebensfreundlichen und weisen Metaphern bereit, die uns guttun. Dazu gehört auch das Bild des Berges. Der Berg verkörpert verschiedene Qualitäten, die ebenso für uns selbst hilfreich sind:

- Jeder Berg hat eine breite Basis, die ihm Standfestigkeit verleiht und eine belastbare Verbindung mit der Erde.
- Der Berg erhebt sich über die Kleinigkeiten des Alltags und scheint mit dem Gipfel den Himmel und die Sphäre der Transzendenz zu berühren.
- Der Berg kommuniziert sowohl mit den unsichtbaren und gefährlichen Mächten im Innern der Erde, als auch mit den hellen Mächten des Himmels.
- Der Wandel der Jahreszeiten kann dem Berg nichts anhaben. Für ihn gehört die Veränderung zum Leben.
- In seinem Innern bewahrt der Berg Geheimnisse und Schätze auf, die nur mit Ausdauer und Willenskraft zu entdecken sind.
- Bevölkert wird der Berg von Berggeistern und Fabelwesen, die Rettung oder Verderben bringen können.
- Der Berg integriert die drei Zeitstufen: Gegenwart, Vergangenheit und Zukunft, weil er selbst zeitlos ist.
- Der Berg kann ein wichtiger Mentor sein und seinen Besuchern Weisheit schenken.

Material: Zeichenpapier, Ölkreiden, Wachsmalstifte, Buntstifte

Anleitung

Stell dir vor, dass du auf einer Pilgerreise durch eine Gebirgslandschaft bist. Du hast noch einen langen Weg vor dir und wanderst durch weite, einsame Täler. Immer wieder tauchen neue Berge vor dir auf, manchmal musst du um einzelne Berge herumgehen, manchmal führt dich dein Weg über einsame Pässe, wo du dem Himmel sehr nahe kommst.

Du hast endlich Gelegenheit, diese Bergwelt zu erleben und das

Geheimnis der Berge zu ergründen, die schon immer die Phantasie der Wanderer angeregt hat. Finde in deiner Phantasie einen Berg, der dich besonders anzieht. Betrachte ihn in Ruhe und betrachte Berge und Täler in seiner Umgebung… (2 Min.)

Nimm dir ein Blatt Papier und zeichne diesen Berg und alles, was du in seiner Umgebung erkennen kannst. Lass dir Zeit beim Zeichnen und stell dich darauf ein, dass der Berg irgendeine Botschaft für dich bereithält. (20 Min.)

Betrachte nun dein Bild in aller Ruhe. Stell dir vor, dass dir deine Zeichnung etwas zu sagen hat. Vielleicht nur ein paar Worte, vielleicht etwas mehr. Dreh dann das Blatt um und notiere die Botschaft des Berges.

Spieglein, Spieglein an der Wand

Wir alle haben die Gewohnheit, nach Gefahren Ausschau zu halten. Daher versuchen wir permanent, Negatives zu entdecken, in unserer Umgebung, bei den Menschen, mit denen wir es zu tun haben und natürlich auch bei uns selbst. Unsere Fähigkeit zur Kritik ist gut ausgebildet. Daraus resultiert eine Haltung der Selbstverteidigung, der Risikovermeidung, der Abschottung und der Fehlervermeidung. Unser Wille zum Lernen wird dadurch behindert. Um aus der Falle der Negativität auszubrechen, müssen wir Kritik in Offenheit umwandeln. Wenn uns das gelingt, dann fällt es uns leichter, gute emotionale Beziehungen zu pflegen, dankbar zu sein und zu vergeben. Um einen solchen Wandel herbeizuführen, müssen wir immer neu Anlauf nehmen, wie in dieser Übung.

Material: Zeichenpapier, Wachsmalstifte, Filzschreiber, Ölkreiden, Buntstifte. Für diese Übung ist es zweckmäßig, dass es eine Reihe von Spiegeln im Raum gibt, die den Teilnehmern helfen, sich mit sich selbst zu konfrontieren.

Anleitung

Stell dir vor, dass du vor einem Spiegel stehst und damit eine ganz besondere Absicht verbindest. Du möchtest lernen, wie du dich selbst besser behandeln kannst: mit weniger Selbstkritik, offener und toleranter.

Stell dir vor, dass du dein Spiegelbild betrachtest und die folgenden einfachen Sätze sprichst:

- Ich akzeptiere dich…
- Ich akzeptiere dich so, wie du bist…
- Ich vergebe dir deine Fehler…
- Ich liebe dich…
- Ich liebe dich ohne Wenn und Aber…
- Ich bewundere, dass du dich so bemühst…
- Ich finde dich liebenswert…

Nachdem du einen Blick in den Spiegel geworfen hast, sollst du den Spiegel mit deinem Spiegelbild malen und in einem Bild zeigen, dass du dich wertvoll und liebenswürdig findest. (15 Min.)

Betrachte nun in aller Ruhe dein Spiegelbild. Akzeptiere deine Gestaltung des Bildes und finde einen passenden Titel für dein Porträt.

Wer ist deine Mutter?

Manchmal müssen wir auf jemanden warten und wir bedauern vielleicht, dass unsere wertvolle Zeit vergeudet wird. Aber wir können diese Zeit positiv nutzen und eine menschenfreundliche Atmosphäre schaffen.

Material: Zeichenpapier, Wachsmalstifte, Buntstifte, Filzschreiber

Anleitung

Wenn wir uns von jemandem abhängig fühlen, entwickeln wir leicht kritische und negative Gefühle für diese Person. Das erweist sich dann später leicht als Hindernis für die Kommunikation. In diesem Falle kann uns eine magische Frage helfen. Sie lautet: «Wer ist deine Mutter?» Wir betrachten so die Person, auf die wir warten und reflektieren, über diese Frage. Wir verwandeln die Person in unserer Vorstellung in ein kleines Kind und stellen uns vor, welche Beziehung das Kind wohl zu seiner Mutter gehabt hat. Wir lassen uns von unserer Intuition helfen, um herauszufinden, ob das eine glückliche oder eine belastete Beziehung war. Und wir stellen uns vor, wie diese Beziehung heute sein mag – warm, spannungsreich, voller Erwartungen, voller Anstrengung loszulassen…

Wir machen uns klar, dass dieser Mensch, auf den wir warten, genauso wie wir selbst eine Familiengeschichte hat, eine Mutter und einen Vater. Und wir versuchen dabei, Mitgefühl und Respekt für ihn zu empfinden.

Übe nun, dein Mitgefühl zu mobilisieren. Such dir in der Gruppe eine Person aus, der gegenüber du ein Unbehagen empfindest. Stell dir auch hier die Frage: «Wer ist deine Mutter?»

Zeichne jetzt einen großen Kreis und bilde die beiden Personen darin ab, die Mutter und das Kind. Und wenn dir zusätzlich noch etwas einfällt, was helfen kann, die Person besser zu verstehen, dann füge das deinem Bild hinzu. (15 Min.)

Die Waagschalen

Wir machen uns leicht abhängig von der Meinung anderer, doch niemand ist in der Lage, uns erschöpfend zu beurteilen. Wir tun gut daran, alles zu hören, was andere über uns sagen, sowohl das Positive als auch das Negative. Und wenn wir es angehört haben, dann können wir im Stillen zu uns sagen: Danke, dass du mir das gesagt hast… Aber ich bin mehr als das, was du an mir gut findest oder an mir kritisierst…

Material: Zeichenpapier, Wachsmalstifte, Filzschreiber, Buntstifte

Anleitung
Komplimente und Kritik sind etwas Kostbares, aber wir sollten uns nicht immer daran orientieren. Auf keinen Fall sollten wir sie unbedacht herunterschlucken, sondern sorgfältig prüfen. Du wirst sehen, wie das möglich ist.

Stell dich ganz gerade hin und atme ein Mal langsam aus. Dann halte beide Hände geöffnet vor dich hin, die Handflächen nach oben. Leg auf die eine Hand die guten Dinge, die du über dich gehört hast und auf die andere Hand die kritischen Meinungen. Versuche, das Gewicht dieser Rückmeldungen zu spüren und stell dir vor, dass deine Hände die Schalen einer Waage sind, wo Positives und Negatives gewogen wird. Was du jetzt erhältst, ist ein Stimmungsbild des Augenblicks, vielleicht nützlich, aber es sagt nicht die Wahrheit über dich.

Zeichne ein Bild der Waage, die Zustimmung und Kritik registriert. Sei dir dabei bewusst, dass die Waagschalen immer in Bewegung sind. (15 Min.)

iskopress

Auf den nächsten Seiten finden Sie
mehr zum Thema Kunsttherapie
und für Ihre Arbeit mit Jugendlichen.